SILENCIO Y COMPLICIDAD

VIOLENCIA CONTRA LAS MUJERES EN LOS SERVICIOS PÚBLICOS DE SALUD EN EL PERÚ

COMITÉ DE AMÉRICA LATINA Y EL CARIBE PARA
LA DEFENSA DE LOS DERECHOS DE LA MUJER (CLADEM)

CENTRO LEGAL PARA DERECHOS REPRODUCTIVOS Y
POLITICAS PÚBLICAS (CRLP)

Lima, agosto de 1998

Centro Legal para Derechos Reproductivos y Políticas Públicas (CRLP)
120 Wall Street
New York, NY 10005
USA
http://www.crlp.org

Comité de América Latina y el Caribe para la Defensa de los
Derechos de la Mujer (CLADEM)
Jr. Estados Unidos
Oficina #702, Jesus Maria
Lima 11 Peru
email:postmast@cladem.org.pe

Informe diseñado por Gonzalo Nieto
Producido por Deborah Dudley

ISBN 1-890671-18-5

CONTENIDO

ABREVIATURAS

AQ	Anticoncepción Quirúrgica
AQV	Anticoncepción Quirúrgica Voluntaria
CCMM	Cuarta Conferencia Mundial sobre la Mujer 1995
CCT	Convención contra la Tortura y otras Penas o Trato Cruel, Inhumano o Degradante, 1984
CMDS	Cumbre Mundial Sobre Desarrollo Social 1995
CEDAW	Convención Internacional sobre la Eliminación de toda Forma de Discriminación contra la Mujer
CIPD	Conferencia Internacional de Población y Desarrollo 1994
CIPSEVM	Convención Interamericana para Prevenir, Sancionar y Erradicar la Violencia contra la Mujer
CMDH	Conferencia Mundial de Derechos Humanos 1993
IPSS	Instituto Peruano de Seguridad Social
MINSA	Ministerio de Salud
OMS	Organización Mundial de la Salud
OPS	Organización Panamericana de la Salud
PDCP	Pacto de Derechos Civiles y Políticos
PDESC	Pacto de Derechos Económicos, Sociales y Culturales
PF	Planificación Familiar
PROMUDEH	Ministerio de Promoción de la Mujer y del Desarrollo Humano
SR	Salud Reproductiva

RECONOCIMIENTOS

Este informe se ha sido producido en el marco del Convenio entre el Center for Reproductive Law and Policy (CRLP) y el Comité de América Latina y el Caribe para la Defensa de los Derechos de la Mujer (CLADEM). El Centro de la Mujer Peruana "Flora Tristán" acogió el estudio y facilitó su ejecución.

La investigación fue dirigida por Giulia Tamayo, exdirectora Ejecutiva del Centro de la Mujer Peruana "Flora Tristán", encargada de las acciones de promoción y monitoreo de la observancia de los derechos humanos de las mujeres por parte del Estado peruano, en los campos de violencia de género, salud y derechos sexuales y reproductivos.

Para la realización y edición de este informe se contó con el asistencia y asesoría de Gaby Oré Aguilar y Anika Rahman del Center for Reproductive Law and Policy (CRLP), cuyos aportes han sido invalorables a lo largo del proceso y en el producto final.

Como investigadora asociada participó Ivonne Macassi, Directora Ejecutiva del Centro Flora Tristán, quien tuvo a su cargo las entrevistas a autoridades, la identificación y documentación de casos en Arequipa, Puno y Huancayo. Raquel Cuentas, asistente del equipo, apoyó la investigación de fuentes documentales, realizó entrevistas complementarias a agentes de salud y a usuarias, y facilitó la organización y el procesamiento del material. Julia Vicuña colaboró en la identificación de casos en Lima.

Deborah Dudley del CRLP, realizó el formato del text del reporte en sus versiones en inglés y espanol; Cynthia Eyakuze, miembro del CRLP coordinó el proceso de producción del mismo.

Carlos Cárdenas, de TV Cultura, realizó los registros audiovisuales y participó en la documentación de los casos. José María García, de Raíces y Alas-Colectivo para trabajos sobre Género, Desarrollo y Democracia, contribuyó en la edición del informe final y la revisión de los datos demográficos.

Este reporte no habría sido posible sin la generosa colaboración de diversas organizaciones de mujeres, como la Asociación de Mujeres de Huancabamba – AMHBA (Piura) y la Federación de Mujeres Campesinas de Anta (Cusco), así como de la brindada por personas que trabajan activamente en la promoción y protección de los derechos humanos de las mujeres en el Perú. En particular, quisiéramos agradecer a Ana Cosme, del Instituto de Desarrollo Local (Huancayo, Junín), a Josefa Ramírez, del Instituto de Apoyo al Movimiento Autónomo de Mujeres Campesinas (Huancabamba, Piura), a Luz Estrada, de ReproSalud ⁻ Movimiento Manuela Ramos (Puno), y a Rina Zanabria, de ILDER (Arequipa).

Nuestro reconocimiento a Rocío Villanueva, Defensora Especializada de los Derechos de la Mujer de la Defensoría del Pueblo, quien acogió la preocupación por la problemática de la violencia contra las mujeres en los servicios públicos de salud. Extendemos nuestro reconocimiento a todas aquellas autoridades y agentes de salud que accedieron a responder a nuestras entrevistas, y expresamos nuestra gratitud a quienes desde el interior del Sector Salud nos brindaron información en la esperanza de contribuir a erradicar toda forma de violencia y discriminación contra las mujeres.

Nuestro profundo agradecimiento a Jesús Gonzales Amuchástegui, Ernesto De la Jara Basombrío y Celina Romany, revisores y comentaristas del informe. Nuestra mayor gratitud y respeto a todas aquellas mujeres que, con su valiente testimonio, han permitido documentar este informe.

Lima - Nueva York, julio de 1998.

I.RESÚMEN EJECUTIVO

Este informe documenta violaciones a los derechos humanos de las mujeres usuarias de los servicios públicos de salud en el Perú. Las conclusiones y recomendaciones se sustentan en el examen de casos, testimonios y entrevistas colectivas que dan cuenta de la existencia de violencia física, psicológica y sexual, y de prácticas contra el derecho a la información sobre la salud y contra el derecho a una decisión libre e informada acerca de salud reproductiva y planificación familiar.

A la luz de la información reunida y de los hallazgos obtenidos durante el proceso de investigación, se puede observar la falta de compromiso del Estado peruano en promover y proteger los derechos humanos de las mujeres. El Estado peruano no ha cumplido con implementar las acciones que garanticen el cumplimiento de los objetivos y estándares internacionales adoptados en la Conferencia Mundial de Derechos Humanos (Viena, 1993), la Conferencia Internacional sobre la Población y el Desarrollo (El Cairo, 1994), la Cumbre Mundial sobre Desarrollo Social (Copenhague, 1995) y la Cuarta Conferencia Mundial sobre las Mujeres (Beijing, 1995).

El informe determina la existencia de responsabilidad del Estado peruano en las tres categorías de obligaciones reconocidas por la doctrina internacional de los derechos humanos para examinar la responsabilidad estatal: obligación de respetar (*Duty to respect*), obligación de proteger (*Duty to protect*) y obligación de lograr la realización de los derechos humanos (*Duty to fulfill*). Según estos criterios, el presente reporte demuestra que el Estado peruano es responsable de los actos de violencia y otros abusos cometidos por los proveedores de esos servicios contra las usuarias de los servicios públicos de salud, de la inexistencia de mecanismos eficaces y oportunos para prevenir y sancionar tales actos y del encubrimiento sistemático y la impunidad de estas violaciones en el ámbito administrativo y judicial; así como de las consecuencias discriminatorias de estas últimas para el ejercicio del derecho a la salud y de los derechos sexuales y reproductivos de las mujeres, en particular, de aquellas que disponen de menor poder social y económico.

Violencia y discriminación

El Estado peruano declara, a través de sus documentos de políticas, que la atención de la salud reproductiva de las mujeres tiene carácter prioritario para el Sector Salud. Sin embargo, contradiciendo esta afirmación, se realizan actos de violencia y discriminación contra las mujeres con una frecuencia alarmante. Este informe ha encontrado evidencia de hechos de violencia física y psicológica; exposición a graves riesgos de la vida, el cuerpo y la salud; y trato coercitivo, humillante y discriminatorio contra las usuarias de los servicios públicos de salud reproductiva y planificación familiar.

La descalificación personal y la humillación verbal de que son víctimas las usuarias de los servicios públicos de salud por parte de los proveedores constituyen prácticas comunes, y su frecuencia ha creado en muchas mujeres la percepción de ser éstas conductas normales a las que deben someterse por no contar con medios económicos para acceder a un trato humano y a servicios de calidad.

El abuso sexual, la agresión física, así como el sometimiento de las usuarias a sufrimientos innecesarios, y la denegatoria de información y atención oportuna son prácticas que, pese a su gravedad, pasan desapercibidas y no logran generar una respuesta institucional de condena, sanción ni mecanismos preventivos. En general, son prácticas toleradas que permanecen en la impunidad.

La mayor incidencia de casos de violencia y discriminación se da precisamente contra mujeres pertenecientes a sectores sociales con mayores riesgos y desventajas en el plano de la salud sexual y reproductiva: mujeres jóvenes, mujeres en situación de pobreza, mujeres rurales o pertenecientes a zonas urbano marginales. Precisamente, son estas mujeres quienes engrosan las abultadas cifras de la mortalidad materna en el Perú.

De acuerdo a los testimonios recogidos, se ha constatado la persistencia de una relación proveedores-usuarias, en la cual los primeros asumen un papel condenatorio, sancionador y de control o tutela de la sexualidad y las decisiones reproductivas de las mujeres. Ello se combina con una cultura institucional del Sector Salud, que asigna a las usuarias el eslabón final de la cadena de la prestación de servicios y que se traduce en formas paternalistas de trato hacia las mujeres usuarias - relación entre quien sabe y quien no sabe - y conductas más extremas que incluyen coerción, inducción, engaño, desinformación y violencia.

En los servicios de salud materna del Perú, se aplica un sistema tarifario para la atención del parto que contradice normas nacionales expresas[1], y viola las obligaciones del Estado peruano en el marco de la Convención sobre la Eliminación de todas las Formas de Discriminación contra la Mujer (Convención de la Mujer)[2]. Las bases y los criterios para la fijación de las tarifas en los establecimientos de salud son desconocidos para las mujeres que acuden a ellos y para el público en general. Su aplicación excluye a un número importante de mujeres pobres del acceso a los servicios públicos de salud. Al mismo tiempo, la calificación arbitraria que realiza el personal de salud para determinar quién puede o quién no puede pagar y cuánto debe pagar ha propiciado conductas abusivas y arbitrarias por parte de estos.

Las condiciones objetivas y subjetivas de ausencia de poder de las usuarias para iniciar o continuar acciones ante la administración de justicia generan, en la mayoría de éstas, actitudes de conformidad frente a la violación de sus derechos humanos.

En el marco descrito, la intensificación de las acciones estatales en planificación familiar, sin realizar un esfuerzo similar por modificar la conducta de los proveedores públicos y mejorar la posición de las mujeres como usuarias de los servicios de salud, ha dado lugar a nuevas modalidades de coerción y discriminación contra éstas.

Las experiencias de violencia y discriminación vividas por las usuarias determinan no solo el alejamiento de las víctimas de los abusos, sino que impactan negativamente en la percepción de la comunidad sobre los servicios de salud prestados por el Estado. En muchos casos, las víctimas decidieron usar métodos de medicina tradicional y, en otros, recurrir a la automedicación para aliviar sus dolencias y las de su familia. Esta situación incide negativamente sobre el objetivo gubernamental de reducción de la mortalidad materna[3].

Desamparo legal

El análisis de las normas nacionales y los testimonios recogidos dan cuenta de la precaria protección de los derechos de las usuarias de los servicios públicos de salud reproductiva en el Perú. La reciente Ley General de Salud ha regulado algunos de los derechos básicos de los pacientes; sin embargo, la inexistencia de vías y mecanismos especiales para procesar quejas y denuncias por la violación de esos derechos obstaculiza su ejercicio efectivo.

Entre las deficiencias de la legislación, resalta la falta de desarrollo jurídico sobre el derecho a la decisión libre e informada en materia de salud. En el Perú, los profesionales de salud continúan atribuyéndose la facultad de decidir las intervenciones sobre el cuerpo de las mujeres en la atención de su salud reproductiva. Otra área de preocupación es la resistencia del Estado peruano a revisar un conjunto de normas discriminatorias vinculadas a la esfera de la sexualidad y las decisiones reproductivas, entre las cuales destacan las normas que sancionan a las mujeres que acuden a los establecimientos de salud por complicaciones resultantes de abortos inducidos[4].

Contrariamente a las recomendaciones internacionales y a sus propios objetivos en materia de reducción de la mortalidad materna, contenidos en el *Programa de Salud Reproductiva y Planificación Familiar 1996-2000*, la Ley General de Salud se propone comprometer a los médicos y al personal de los establecimiento de salud en la persecución judicial de las mujeres que acuden a los servicios de salud por complicaciones posaborto, en violación a derechos humanos tan fundamentales como la vida, el acceso a la atención de la salud y a la reserva médica que se debe a las usuarias[5]. Simultáneamente, aquellas normas que permitirían una mejor protección de este grupo de usuarias continúan sin ser desarrolladas[6].

Las mujeres desconocen sus derechos básicos como usuarias de los servicios públicos de salud y, pese a las experiencias de injusticia que relatan, no se sienten revestidas, como ciudadanas, del poder y los medios para llevar adelante reclamaciones y denuncias. En varios de los testimonios de las mujeres, si bien puede percibirse un cuestionamiento al trato discriminatorio y poco humanitario de algunos agentes de salud, aquellas no perciben la responsabilidad jurídica que tiene el Estado por su falta de diligencia para prevenir, controlar, corregir o disciplinar tales actos.

Silencio y complicidad

En el Perú, una compleja trama de silencios, temores y complicidades contribuye a ocultar la incidencia de prácticas violatorias de los derechos humanos de las mujeres en los servicios públicos de salud. Las autoridades del Poder Ejecutivo y del Poder Judicial entrevistadas tratan como hechos aislados o ya superados lo que a la luz de este informe aparece como asuntos sobre los cuales el Estado peruano debe rendir cuentas y emprender medidas correctivas.

Al desamparo legal antes descrito, se suman procesos judiciales discriminatorios y sentencias que favorecen a aquellos que disponen de mayor poder político, social o económico en el país. Igualmente, el temor de las víctimas a recibir tratos de mayor hostilidad contra ellas, en detrimento de su salud y la de su familia, impide sacar a luz y sancionar los actos de violencia y discriminación. Este sentimiento de temor aparece con mayor claridad y persistencia en las usuarias residentes en localidades rurales y periurbanas, en donde los agentes de salud se mueven influyentemente entre los grupos de poder local, lo que se ha constatado durante la investigación.

En los pocos casos en que las usuarias presentaron reclamaciones o denuncias, se ha comprobado la existencia de prácticas de encubrimiento por el personal y los funcionarios del Sector Salud. Persiste una 'cultura institucional' que alienta y refuerza tal comportamiento. Ello, unido a la frágil posición laboral de los trabajadores de salud, determina el silencio de los mismos ante las prácticas que violan los derechos humanos de las mujeres. En algunos casos, estos acuerdan o son obligados a aportar dinero para el pago de la defensa de algún médico o trabajador encausado por determinado delito, aun cuando su culpabilidad fuera fehaciente y el trabajador no quisiera apoyarlo.

Este reporte ha permitido constatar que la tolerancia institucional y la impunidad frente a los abusos que sufren las usuarias expone a toda la población a sufrir abusos similares.

II. RECOMENDACIONES

1. Al Estado Peruano

Generales

• Debe comprometerse seriamente para erradicar la discriminación y la violencia contra las usuarias de los servicios públicos de salud, garantizando contextos institucionales en donde las éstas sean percibidas como sujetos de derechos.

• Debe asumir como una prioridad la recuperación de la confianza de la población en los servicios públicos de salud, garantizando el respeto por los derechos humanos y la calidad de los servicios.

• Debe asegurar el respeto a la institucionalidad y a las reglas del Derecho, la transparencia en sus decisiones, la apertura al control ciudadano de la gestión de los programas y servicios públicos de salud.

• Debe comprometer una inversión en salud, suficiente para permitir servicios de calidad y ajustados a los estándares de protección de los derechos humanos de las mujeres.

• Ante los Comités de los Tratados suscritos y ratificados por el Estado peruano, debe incluirse información *de jure* y *de facto* sobre la situación de la salud sexual y reproductiva de las mujeres. Asimismo, debe informarse sobre las garantías y la eficacia de las mismas para proteger los derechos sexuales y reproductivos.

Sobre la formulación e implementación de políticas públicas y programas de salud sexual, reproductiva y planificación familiar

• Garantizar y desarrollar, en los diversos niveles de planificación de estas políticas, una perspectiva de los derechos humanos de las mujeres, afirmando el predominio de estos sobre criterios de oportunidad, productividad o rentabilidad.

• El respeto a los derechos individuales de las mujeres debe constituir la base fundamental de la formulación e implementación de los programas de salud reproductiva y planificación familiar.

• Las políticas, los programas y servicios de salud deben ser diseñados y gestionados con un enfoque intercultural y considerando todos los factores de diversidad de la población que influyan sobre los resultados de la acción estatal.

• Las organizaciones de usuarias y las organizaciones no gubernamentales de derechos humanos deben ser incorporadas en la toma de decisiones, la gestión de programas y servicios de salud y los procesos de monitoreo y evaluación.

• Garantizar que la información en planificación familiar para las mujeres incluya orientación legal sobre violencia familiar resultante de sus decisiones en materia reproductiva.

• Fomentar la responsabilidad masculina en la protección de la salud sexual y reproductiva de las mujeres.

Sobre el mejoramiento de la capacidad institucional del Sector Salud en la protección de los derechos de las usuarias

• Capacitar en derechos humanos a los proveedores de salud reproductiva y planificación familiar, y entrenar en aspectos lingüísticos e interculturales a aquellos que prestan servicios en localidades rurales.

• Incluir entre los mecanismos y criterios de selección, promoción y permanencia laboral del personal de salud pública la conducta respetuosa y sensible a los derechos humanos de las pacientes.

• Establecer, en los hospitales públicos, oficinas independientes para la presentación de quejas y reclamos a fin de proteger los derechos de las pacientes.

• Erradicar el encubrimiento institucional frente a delitos y faltas contra los derechos de las pacientes, a través de la regulación de sanciones administrativas y mecanismos eficaces, los cuales deben ser difundidos al público usuario, en general, en lenguaje claro y sencillo.

• Disponer auditorías médicas independientes para revisar la aplicación de las normas y procedimientos en materia de salud reproductiva y planificación familiar.

• Cumplir las normas nacionales e internacionales existentes sobre la gratuidad de la atención del embarazo, parto y posparto. Como medida inmediata, la Autoridad de Salud debe regular las condiciones económicas y los criterios para la obtención de deducciones y exoneraciones de pagos, y hacer pública esta información a las usuarias.

• Prohibir la retención de mujeres usuarias de los servicios de maternidad en los establecimientos de salud por carecer de recursos económicos para pagar tales servicios. Debe implementarse la gratuidad de la atención del parto, de manera que no propicie prácticas abusivas o arbitrarias.

• Cumplir lo dispuesto por el artículo 29 de la Ley Nacional de Población, implementando en los establecimientos de salud servicios de apoyo psicosocial para las mujeres que arriban a estos con complicaciones posaborto. Asimismo, se debe asegurar el acceso y la gratuidad en la atención de tales servicios.

A la Defensoría del Pueblo, el Poder Judicial y otras instancias públicas

• Asegurar ayuda legal a las usuarias para conducir sus reclamaciones administrativas y judiciales por abusos en el contexto de los servicios públicos de salud. El Estado debe garantizar defensores de oficio para patrocinar a usuarias en situación económica desfavorable.

Implementar 'mecanismos de queja protegida' ante la Defensoría del

Pueblo para prevenir represalias contra las usuarias y las organizaciones locales de mujeres que denuncian violaciones a sus derechos en el contexto de la atención a su salud.

• Implementar líneas telefónicas gratuitas por parte de la Defensoría del Pueblo o en convenio con asociaciones de usuarias de servicios públicos de salud en el ámbito local, para recibir reclamaciones y llevar un registro del desempeño de los establecimientos de salud.

Reformas legales y desarrollo normativo

• La Ley General de Salud debe ser reglamentada, principalmente, para desarrollar los mecanismos de protección de los derechos de los pacientes. Merecen un desarrollo urgente los artículos destinados a garantizar el derecho de acceso a la atención de la salud, a la información sobre la salud y a proteger la decisión libre e informada en materia de salud reproductiva y planificación familiar.

• Ajustar la normatividad y los criterios jurisprudenciales sobre los derechos de los pacientes a los estándares internacionales de derechos humanos. Los derechos de las usuarias de salud reproductiva deben ser respaldados con normas de jerarquía superior y se debe asegurar su difusión.

• Revisar la legislación en materia de violencia sexual a fin de garantizar procesos justos y no discriminatorios para las mujeres. La violación sexual contra mujeres adultas debe ser un delito perseguible de oficio ('acción pública').

• Capacitar y reentrenar a los médicos legistas y a aquellos que desempeñan tales funciones, para que brinden un trato no discriminatorio a las mujeres, ya que actualmente impiden u obstaculizan la obtención de justicia por parte de las denunciantes.

2. A las asociaciones de profesionales de la salud

• Revisar los códigos de ética, a fin de incluir la sanción a toda práctica de violencia o discriminación contra las mujeres, y asegurarse de que se difunda esta provisión.

• El Colegio Médico debe garantizar que, en los procesos seguidos ante éste contra sus miembros por conductas que involucren violencia o discriminación contra mujeres usuarias, intervengan especialistas en la protección de los derechos humanos de las mujeres. Asimismo, debe difundir los fallos y decisiones adoptados en dichos procesos.

• Los códigos de ética deben contener normas que protejan la integridad física, psicológica y sexual de niñas y adolescentes, por su situación de vulnerabilidad a la violencia.

3. A los centros de formación de profesionales de la salud

• Las universidades estatales deben incluir, en la formación y capacitación de profesionales de la salud, cursos dedicados a abordar las normas y los principios de derechos humanos, así como aspectos ético políticos en materia de salud y población.

• Es necesario investigar y producir información sobre cómo prevenir y diagnosticar la violencia sexual, así como sobre la sensibilidad de género al atender y derivar dichos casos a servicios especializados.

4. Sobre la acción y cooperación internacional

A las instituciones financieras internacionales y otras agencias donantes

• En cumplimiento de los tratados de derechos humanos y documentos de consenso mundial, las organizaciones internacionales y regionales — incluidos el Sistema de las Naciones Unidas y, en especial, los bancos multilaterales de desarrollo y otros donantes internacionales — deben concentrar su acción en la creación de las condiciones propicias para la salud y los derechos sexuales y reproductivos. Tales condiciones comprenden, principalmente: combatir los mecanismos de subordinación de género que obstaculizan el ejercicio individual de los derechos sexuales y reproductivos de las mujeres, su autonomía y capacidad de negociación en los espacios público y privado.

• Las organizaciones internacionales y regionales de desarrollo, que financian los programas de salud en el Perú, deben vigilar dichos programas y asegurarse de que los mismos se ofrezcan sin discriminación de ninguna clase. Además, tales programas deben considerar en su formulación, ejecución y evaluación, sus efectos sobre aquellos grupos de mujeres que disponen de menor poder social y económico y que se encuentran en condiciones de mayor vulnerabilidad a la violencia.

• Los organismos de cooperación internacional que financian programas y proyectos en las áreas de salud reproductiva y planificación familiar, tanto de organizaciones públicas como privadas, deben propiciar que tales programas y proyectos se orienten a mejorar simultáneamente la salud y el ejercicio de los derechos humanos de las mujeres. Con este propósito, deben promover entre los donatarios la creación de indicadores de medición y evaluación de tales proyectos, basados en criterios de eficiencia, calidad y, principalmente, de observancia de los derechos sexuales y reproductivos de las mujeres.

A los organismos monitores de los tratados de promoción y protección de los derechos humanos

• Vigilar que la acción del Estado no viole ni cree condiciones de riesgo de violación de los derechos individuales de las personas usuarias de los servicios de salud. Asimismo, debe propiciar que el Estado peruano desarrolle y alcance estándares de protección de los derechos económicos y sociales, en particular, del derecho a la salud.

• Las instancias de monitoreo de los tratados de derechos humanos en el ámbito universal e interamericano deben exigir, de manera inmediata, la implementación de medidas y mecanismos nacionales de protección de los derechos de las mujeres a su integridad personal, a estar libres de violencia y a un trato adecuado y equitativo en el ejercicio de sus derechos sexuales y reproductivos.

• Los órganos del Sistema Interamericano de Derechos Humanos, entre ellos, la Relatoría Especial para la protección de los derechos de las mujeres, deben dedicar atención especial al cumplimiento de la Convención Americana de Derechos Humanos y la Convención de Belem do Pará en el desarrollo de las normas, políticas y programas gubernamentales que afectan la salud sexual y reproductiva de las mujeres.

III. INTRODUCCIÓN

En 1996, el Comité de América Latina y del Caribe para la Defensa de los Derechos de la Mujer (CLADEM) y el Centro Legal para Derechos Reproductivos y Políticas Públicas (CRLP) convinieron en unir esfuerzos para monitorear, desde una perspectiva de derechos humanos, el cumplimiento en la región de los compromisos internacionales en materia de derechos sexuales y reproductivos por parte de los estados.

La producción de un informe basado en la documentación y examen de casos (o metodología de *fact-finding*) fue la estrategia elegida para hacer visibles aquellas conductas y prácticas violatorias de los derechos humanos de las mujeres en la provisión de los servicios de salud sexual y reproductiva. Esta metodología es una herramienta efectiva y ampliamente usada por las instituciones y organizaciones de derechos humanos en su tarea de vigilar y asegurar que las leyes, decisiones y prácticas de un estado se ajusten a los estándares internacionales de derechos humanos y que los gobiernos de los estados cumplan con las obligaciones adquiridas a través de los tratados en esa materia.

El uso de la metodología del *fact-finding* en la promoción y protección de los derechos sexuales y reproductivos de las mujeres permite monitorear el cumplimiento de estos derechos mas allá del desarrollo de leyes y políticas adoptadas por un estado. El dar cuenta de hechos concretos y experiencias personales permite conocer la forma en que las leyes y políticas afectan la vida sexual y reproductiva de las mujeres y las condiciones que determinan tal impacto, así como evaluar la conducta de los agentes privados y estatales en tales casos; y, finalmente, permite formular recomendaciones y medidas para la erradicación de las prácticas contrarias a los derechos humanos en ese contexto.

Para estimar el carácter extensivo de las prácticas descubiertas a través de los testimonios de las víctimas y otros testigos, se decidió incluir entrevistas colectivas y talleres con organizaciones populares de mujeres urbanas y rurales, como parte del proceso de investigación. Estas entrevistas se realizaron en las localidades cubiertas por el informe. Dichas acciones no solo permitieron confirmar la frecuencia de las violaciones expuestas en las entrevistas individuales, sino que también dieron lugar a iniciativas por parte de estas organizaciones para prevenir y dar cuenta de incidentes similares en sus localidades[7].

Propósitos del informe

Este reporte se propone educar y contribuir a corregir las prácticas de violencia y discriminación que ocurren en la provisión de los servicios públicos de salud en el Perú, especialmente en los servicios de salud sexual y reproductiva. Estas prácticas no se ajustan a los estándares internacionales específicos delineados en la CMDH, la CIPD y la CCMM y a los tratados internacionales y regionales ratificados por el Estado peruano.

El CRLP y CLADEM buscan el empoderamiento de las mujeres usuarias de los servicios de salud reproductiva y el ejercicio pleno de su condición de ciudadanas con derechos frente a los servicios públicos de salud. Reconocen que tales condiciones son esenciales para el ejercicio y realización de sus derechos sexuales y reproductivos[8]. Al defender la observancia de los derechos humanos de estas usuarias, simultáneamente se defiende el establecimiento de reglas claras en la prestación de tales servicios, que protejan a los profesionales del Sector Salud respecto de decisiones político administrativas, órdenes y condicionamientos que propicien prácticas abusivas o situaciones de riesgo para la salud de las personas.

La elaboración de este informe tiene por objeto, también, identificar las situaciones de vulnerabilidad a la violencia entre las usuarias de los servicios públicos de salud, para promover medidas de protección específicas en favor de estos grupos. La observancia del derecho a la salud y de los derechos sexuales y reproductivos de las mujeres más vulnerables en la cadena de distribución del poder en la sociedad no solo es necesaria y urgente para éstas, sino que constituye un factor clave en el mejoramiento de las condiciones de vida de la comunidad en general.

Este reporte también se propone que el Estado peruano tome en cuenta que una base para el cumplimiento de sus compromisos internacionales, en materia de desarrollo humano[9], es generar confianza entre la población sobre la calidad de los servicios públicos de salud y comprometerse a la promoción y protección de sus derechos.

Contenido del informe y cobertura geográfica

Este reporte examina casos de violencia física, psicológica y sexual contra usuarias de los establecimientos públicos de salud en el Perú, por parte del personal encargado de la prestación de los servicios. Igualmente, da cuenta de otras prácticas abusivas o condiciones que se producen en el contexto de la prestación de los servicios de salud y que afectan el ejercicio y la realización del derecho a la salud, los derechos sexuales y reproductivos y otros derechos humanos reconocidos internacionalmente.

En cada uno de los casos y testimonios recogidos para la elaboración de este informe, convergen un conjunto de violaciones a derechos humanos protegidos por los tratados. Para efectos del examen de los casos, estos se han agrupado bajo tres categorías: a) violaciones al derecho a la integridad personal y a la autonomía en las decisiones sobre la sexualidad y la reproducción; b) violaciones al derecho a la salud; c) discriminación y vulnerabilidad a la violencia.

El reporte contiene también información relativa a las políticas, normas, decisiones estatales, programas y servicios vigentes, así como datos que dan cuenta del perfil de la salud de las mujeres en el Perú. Tales indicadores son importantes para medir el grado de cumplimiento de los compromisos del Estado peruano en la eliminación de la discriminación contra las mujeres, en el acceso a los servicios de salud y la promoción de su salud sexual y reproductiva[10].

El proceso de la investigación

La identificación y documentación de casos se realizó principalmente entre los meses de octubre y diciembre de 1996. En un segundo período (octubre - noviembre de 1997), se indagó si el patrón de violaciones encontrado en el primer período persistía, si éste se había modificado de algún modo y la dimensión del problema. En este período, a través de entrevistas colectivas con dirigentas de organizaciones de base, funcionarios y personal de salud a nivel nacional, se confirmó la persistencia y dimensión de las violaciones encontradas en el primer período y se recogieron nuevos casos y testimonios que confirmaron el carácter extenso del patrón de violencia encontrado en el primer período.

La investigación se centró en hechos ocurridos en cinco zonas sociodemográficas contrastantes del Perú: Lima, Piura, Junín, Puno y San Martín. Un número menor de casos fue recogido en localidades de los departamentos de Arequipa y Cusco.

Grupos de usuarias analizados

El criterio usado para seleccionar la población objetivo de este estudio es el interés del mismo en reflejar las desventajas que pesan sobre determinados grupos de mujeres y que muestran patrones de discriminación en el acceso a la salud reproductiva en el Perú[11]. Precisamente, grupos que el Ministerio de Salud prioriza para la ejecución de sus políticas y programas de salud reproductiva y planificación familiar: mujeres en situación de pobreza y pobreza extrema, mujeres que viven en zonas rurales, mujeres adolescentes y jóvenes y mujeres indígenas.

Originalmente, el informe se concentró en investigar las manifestaciones de violencia contra los grupos de usuarias en situación de vulnerabilidad, y, entre éstas, se puso especial atención a las formas de violencia que afectan a las gestantes, a las parturientas y a las que arriban a los servicios de salud debido a complicaciones provenientes de una interrupción voluntaria del embarazo. En materia de violencia sexual perpetrada por proveedores públicos de salud, hemos incluido también aquellos casos en los que el agente de salud agresor se amparó en el examen ginecológico para perpetrar el abuso.

Medios usados para la obtención de testimonios e identificación de casos

Esta tarea habría sido imposible de no haberse contado con la activa colaboración de organizaciones locales de mujeres, las cuales, al tomar conocimiento de la investigación, aportaron valiosos informes para la elaboración de este estudio. Los casos fueron identificados y notificados, principalmente, a través de las redes de dichas organizaciones en las ciudades arriba mencionadas. A los testimonios encontrados por esa vía se sumaron los de las usuarias regulares de los servicios de salud públicos, recogidos en el propio escenario de la prestación de los mismos y en hospitales y centros de salud. Finalmente, otro grupo de casos, relacionado con la implementación de los servicios de planificación familiar, fue identificado a través del circuito periodístico, información cuya veracidad fue cotejada en coordinación con las unidades de investigación de dos de los principales medios de prensa escrita en el país[12].

Los testimonios de las usuarias se apoyan y complementan con información proporcionada por fuentes indirectas, incluido personal de los servicios de salud que fueron testigos presenciales o referenciales de los hechos. La investigación comprendió entrevistas a agentes de la administración pública, del propio Sector Salud, agentes de la administración de justicia y asociaciones de profesionales de salud, entre otros.

La obtención de los testimonios de casos ya identificados tuvo mayor o menor grado de dificultad, dependiendo del tipo de violación que ilustraban. Por ejemplo, fue más fácil obtener testimonios que daban cuenta de trato degradante y violencia contra mujeres gestantes y parturientas, a diferencia de aquellos sobre abuso sexual de usuarias por parte de agentes de los establecimientos públicos de salud, debido a la naturaleza más encubierta de los hechos y por lo difícil que resulta para las mujeres, jóvenes en su mayoría, hablar de lo ocurrido.

También fue difícil la recolección de los testimonios sobre maltratos físicos y psicológicos a mujeres que acuden a los centros públicos de salud por complicaciones posaborto o de quienes los agentes de salud sospechan que han incurrido en interrupción voluntaria del embarazo. El hecho que ésta sea ilegal[13] y que la violencia sexual sea vivida como un episodio vergonzoso para las víctimas, ha sido un factor que ha obstaculizado nuestra búsqueda, siendo, en consecuencia, un elemento que constriñe la visualización de su incidencia y las posibilidades de acceso a la justicia para investigar y sancionar a los responsables y obtener reparaciones.

Los testimonios recogidos para la elaboración de este informe son muy ilustrativos no solo por la claridad con que las mujeres cuentan su experiencia, sino también porque han permitido identificar, de manera fehaciente, patrones comunes de violencia verbal, psicológica o física por parte de los proveedores de salud y las autoridades judiciales.

IV. ESTÁNDARES INTERNACIONALES PARA ESTABLECER LA RESPONSABILIDAD DEL ESTADO

Los sistemas de protección y promoción de derechos humanos gravitan sobre la base del desarrollo de estándares exigibles a los estados, expresados en 'obligaciones negativas' (de no intervenir o no hacer) y 'obligaciones positivas' (de hacer). Las primeras contienen, especialmente, el deber de respetar (*duty to respect*), mientras que las segundas incluyen más claramente el deber de proteger (*duty to protect*) y el deber de hacer efectivos (*duty to fulfill*) los derechos humanos reconocidos internacionalmente.

Bajo el auspicio de los consensos mundiales, se han ido precisando cada vez más las obligaciones y fuentes de responsabilidad estatal relativas a las violaciones de los derechos humanos de las mujeres. En el campo de la salud y los derechos relacionados a la sexualidad y a la reproducción, según consensos de la CMDH, CIPD y la CCMM, los estados tienen el deber de implementar acciones que contribuyan al ejercicio y realización de tales derechos[14]. En todos los servicios y organismos de prestación de salud, los estados deben asegurar el respeto a los derechos humanos y seguir normas éticas, profesionales y sensibles en relación al género, especialmente en la planificación de la familia y en los servicios conexos de salud reproductiva[15].

En consecuencia, los estados son responsables del desempeño de los agentes encargados de la prestación de servicios públicos de salud, debiendo adoptar medidas para prevenir y erradicar prácticas de violencia contra las usuarias[16]. Los estados tienen también la obligación de investigar y de actuar diligentemente, para lograr sanciones efectivas contra los responsables de violaciones a los derechos humanos de las mujeres, en el contexto de los servicios públicos de salud[17]. Asimismo, deben considerar los daños, riesgos y desventajas que experimentan grupos específicos de mujeres[18] y desarrollar las inversiones destinadas a asegurar el acceso de estos grupos a servicios obstétricos, maternos y de emergencia[19].

Sobre la responsabilidad estatal respecto al derecho a la salud, la doctrina y los instrumentos internacionales afirman su carácter de derecho humano. La comunidad internacional ha procurado desarrollar una definición del derecho a la salud que clarifique las obligaciones estatales, identifique violaciones y establezca criterios y procedimientos para hacerlo cumplir[20]. La responsabilidad estatal sobre el derecho a la salud se basa en el poder que tiene el Estado de asegurar las condiciones para que su población alcance estándares de salud aceptables y no se encuentre expuesta a carencias intolerables o a riesgos y daños evitables[21].

El Programa de Acción de la CIPD y la Plataforma de Acción de la CCMM le dan significado y contenido a la obligación de los estados de alcanzar estándares de salud para la protección de los derechos sexuales y reproductivos de las mujeres. Ambos acentúan la importancia de la provisión de servicios de salud reproductiva accesibles y aceptables a lo largo de su ciclo vital[22]. Los servicios aceptables requieren el desarrollo de estándares sensibles al género para la provisión de servicios de buena calidad[23].

Los organismos monitores del los tratados de derechos humanos se basarán en los acuerdos de la CIPD y la CCMM para desarrollar estándares que determinen si los estados han cumplido con sus obligaciones básicas en el logro de los niveles más altos de salud de su población[24]. Así, el Comité que monitorea la Convención de la Mujer (CEDAW) acordó usar el Programa de El Cairo para determinar estándares de desempeño de los estados, a fin de dar cumplimiento a sus obligaciones de acuerdo al artículo 12 de la Convención[25]. Este artículo compromete a los Estados Parte a adoptar medidas apropiadas para eliminar la discriminación contra la mujer en la esfera de la atención médica y garantizar el acceso a tales servicios en iguales condiciones. El CEDAW ha desarrollado de manera consistente, en sus documentos de conclusiones y recomendaciones a los informes periódicos de los estados, la definición de responsabilidad estatal por discriminación formal, fáctica o por resultados.

En 1996, el Comité de Derechos Humanos expresó su preocupación por la penalización del aborto en el Perú, incluso cuando el embarazo fuera resultado de una violación sexual. Similar inquietud manifestó por el hecho de que el aborto clandestino constituyera una de las causas principales de mortalidad materna en el Perú. El Comité encontró que las normas restrictivas sobre el aborto en el Perú sometían a las mujeres a trato inhumano, contrariando el artículo 7 del PDCP[26].

En 1995, el órgano monitor de la Convención de la Mujer abordó la problemática del aborto inseguro en el Perú y su vinculación con las altas tasas de mortalidad materna, desarrollando el criterio de responsabilidad de los estados por las normas y políticas que lo propician y por sus impactos sobre las mujeres[27].

Para el examen de la responsabilidad del Estado peruano por las violaciones a los derechos humanos de las mujeres en los servicios públicos de salud, sobre las que trata este informe, se ha tenido en cuenta la clasificación específica utilizada por Cook para analizar la responsabilidad del Estado en las violaciones de los derechos sexuales y reproductivos de las mujeres[28]: Categoría 1: violaciones que resultan de acción directa por parte de un estado, tales como esterilización y aborto forzados; Categoría 2: violaciones relativas a la falla o incumplimiento del Estado en el logro de las obligaciones básicas de protección de los derechos humanos, tales como la denegatoria o acción negligente del Estado en la reducción de las tasas de mortalidad materna; y Categoría 3: violaciones relacionadas con patrones de discriminación, tales como desigualdades persistentes y considerables en el acceso a servicios de salud, que ponen en desventaja a determinados grupos, tales como adolescentes y niñas.

Otro campo de responsabilidad directa del Estado peruano, que surge de los testimonios y casos documentados en este reporte, es el que resulta de los actos de violencia perpetrados contra las usuarias por los proveedores públicos de salud.

Las violaciones de los derechos humanos cometidas por los

funcionarios públicos o agentes gubernamentales hacen responsables a los estados por tales actos (*deber de respetar*). Adicionalmente, la Corte Interamericana de Derechos Humanos ha establecido reiteradamente la responsabilidad de los estados por la falta de diligencia en prevenir y sancionar o por no garantizar jurídicamente la protección de los derechos humanos (*deber de proteger y deber de realizar)*[29].

Finalmente, la Convención Interamericana para Prevenir, Sancionar y Erradicar la Violencia contra la Mujer (Convención de Belem do Pará) establece explícitamente la responsabilidad de los Estados Parte de perpetrar o tolerar actos y prácticas de violencia contra las mujeres[30]. Esta Convención incorpora por primera vez en un tratado regional la responsabilidad de los Estados Parte por los actos de violencia de género, ya sea en el ámbito público o privado[31]. Las obligaciones de los Estados Parte contenidas en esta Convención comprenden una amplia gama de acciones dirigidas a proteger un conjunto de derechos y libertades fundamentales de las mujeres y a asegurar avances para la realización del derecho de éstas a una vida libre de violencia[32].

V. ANTECEDENTES Y CONTEXTO NACIONAL

Entre los asuntos especialmente sensibles para el movimiento de mujeres en el Perú, durante las dos últimas décadas, destacan la violencia de género y la problemática de la salud de las mujeres. En vinculación estrecha con ambos temas, las organizaciones de mujeres han colocado en su agenda la promoción y protección de los derechos sexuales y reproductivos como tema prioritario.

En el Perú, el derecho de las mujeres a la integridad personal y a la autonomía en las decisiones sobre las esferas de la sexualidad y la reproducción empezó a ser considerado por los legisladores y otras autoridades públicas a partir de la movilización y de las demandas de las diversas expresiones del movimiento de mujeres, desde la década del ochenta. En la década del noventa, tuvieron lugar algunas modificaciones importantes en la legislación relacionadas con los temas arriba mencionados.

Tales modificaciones no estuvieron exentas de resistencias y fuertes debates ideológico jurídicos. Las propuestas del movimiento de mujeres, pese a apoyarse en una fundamentación de derechos humanos, fueron enfrentadas con argumentos vinculados a la defensa de la institución familiar y de la tradición jurídica, incluidas consideraciones religiosas. Por ello, actualmente subsisten dispositivos discriminatorios y contrarios a la autonomía en las decisiones de las mujeres sobre su sexualidad y reproducción. Las normas adoptadas en materia de protección contra la violencia presentaron vacíos, ambigüedades y/o fallas para garantizar los derechos y procedimientos establecidos, propiciando desempeños arbitrarios a nivel operativo y la vigencia de criterios tradicionales para juzgar y resolver.

Los avances en el terreno de la formulación de políticas y programas en la última década todavía no garantizan la protección del derecho de las mujeres a una vida sin violencia, así como tampoco sus derechos sexuales y reproductivos, disfrutar del más alto nivel de salud física y mental ni el acceso a una atención de salud adecuada y de calidad, sin discriminación.

Características demográficas y perfil de la salud reproductiva de las mujeres en el Perú

En 1996, el Perú registró una población total de 23,947,000 habitantes, de la cual el 50,3% son mujeres y de éstas, 6,259,000 son mujeres en edad fértil[33]. En 1996, la tasa de crecimiento de la población registrada fue de 1,8% anual[34]. En la anterior medición (1992) ésta fue de 2%[35].

La tasa de mortalidad materna, en 1996, fue estimada en 265 por cada 100,000 nacidos vivos[36]. Los factores determinantes de esta alta tasa son la marginación de la población rural y el embarazo adolescente[37]. Este último contribuye con el 15% de la mortalidad materna. El 20% de las muertes por aborto corresponden a adolescentes[38]. En el Perú, la esperanza de vida al nacer es de 67.9 años[39].

La tasa global de fecundidad (TGF) es de 3.5 hijos por mujer. Esta cifra disminuye en la zona urbana a 2.8 hijos por mujer y se incrementa considerablemente en la zona rural a 5.6 hijos por mujer[40].

En el Perú, los adolescentes representan el 22,5% de la población[41] y los menores de quince años constituyen el 38% del total de habitantes[42], sin embargo, las políticas de educación sexual mencionadas no han atendido eficientemente sus necesidades de salud reproductiva y sexual. El 9% de las mujeres entre quince y diecinueve años son madres y el 2% está gestando por primera vez; una de cada cinco madres adolescentes ha tenido de dos a cuatro embarazos antes de cumplir los veinte años de edad[43]. En los hospitales del Ministerio de Salud, el 20% de los partos corresponde a madres adolescentes[44]. En las áreas urbanas, los embarazos de madres adolescentes son generalmente no deseados y se dan en parejas que no hacen vida en común[45]. El embarazo adolescente termina con frecuencia en aborto ilegal y contribuye en un 15% a la cifra global de mortalidad materna[46].

El 29% de las adolescentes entre quince y diecinueve años, unidas en pareja, emplean algún método anticonceptivo, pero solo el 11% emplea métodos modernos. El que usan más a menudo es el método tradicional de abstinencia periódica (ritmo o calendario)[47].

Evolución de las políticas públicas y la legislación en materia de población, salud reproductiva y planificación familiar

La dación de la Ley Nacional de Población —en 1985— marcó un hito en el proceso de reconocimiento del derecho a la salud sexual y reproductiva. Durante el debate para la adopción de esta Ley, la Iglesia Católica abogó por que se limitara la provisión de métodos anticonceptivos modernos y, en particular, por que se excluyera la anticoncepción quirúrgica voluntaria. Finalmente, la Ley Nacional de Población excluiría en forma expresa la esterilización quirúrgica y el aborto como métodos de planificación familiar[48].

Entre las disposiciones incluidas por la Ley de Población, declaró que la Política Nacional de Población se adhiere a los tratados internacionales ratificados por el Perú[49], se sujeta a la Constitución[50] y garantiza los derechos de la persona humana, incluyendo expresamente el derecho a la libre determinación del número de hijos y el derecho a la salud integral y al libre desenvolvimiento de su personalidad[51].

La Ley de Población señala la competencia del Estado para promover programas de planificación familiar con prestaciones de servicios a través de los establecimientos del MINSA, IPSS, Sanidad de las Fuerzas Armadas y Policiales e instituciones privadas. Estos programas están obligados a respetar los derechos fundamentales de las personas[52].

En la década del noventa, el concepto de salud reproductiva comienza a cobrar expresión oficial en la decisión del Estado de implementar operaciones menos tímidas en materia de planificación familiar. Esta fase se inicia con el lanzamiento del Programa Nacional de Población 1991-1995, respaldado por el Presidente de la República[53], quien, además, declaró el año 1991 como "Año de la Austeridad y la Planificación Familiar".

El Programa de Población 1991-1995 consideró entre sus objetivos específicos "reducir el ritmo de crecimiento natural de la población a un nivel no mayor de 2% anual para 1995[54], promoviendo un descenso de la fecundidad compatible con la mejora de la salud materno infantil, garantizando la libertad y los derechos reproductivos de las personas, así como el derecho de las parejas a la libre decisión sobre el número y el lapso entre un hijo y otro. La tasa global de fecundidad no deberá superar el nivel de 3.3 hijos por mujer para mediados de la década[55]. Igualmente, fue incluido el objetivo de "propiciar la participación de la mujer y sus organizaciones, en condiciones de igualdad con el varón, en los campos de la vida económica, política y sociocultural del Perú, resaltando sus derechos y contribuciones al desarrollo nacional".

En 1992, se adopta el Manual de Salud Reproductiva (MSR) con carácter de aplicación obligatoria en todo el territorio nacional[56], el cual incluyó definiciones operativas sobre consentimiento informado en planificación familiar y la anticoncepción de emergencia o poscoital para casos de relaciones sexuales no protegidas, violación sexual o falla de los métodos anticonceptivos de barrera[57].

En 1995, los campos de la salud reproductiva y la planificación familiar cobraron singular relevancia en el Perú. El gobierno peruano asumió una postura más agresiva en materia de planificación familiar, en abierta confrontación con la jerarquía de la Iglesia Católica. Ese mismo año se modificó la Ley Nacional de Población de 1985, para incluir la esterilización como uno de los métodos de planificación familiar a ser provisto por los programas gubernamentales. Asimismo, se estableció la total gratuidad del suministro de "la más amplia gama de métodos anticonceptivos —en los establecimientos públicos de salud— a fin de asegurar a las personas su libre e informada elección"[58].

En 1996, el MINSA formuló el actual *Programa de Salud Reproductiva y Planificación Familiar 1996-2000*. Este último reconoce la problemática de la salud sexual y reproductiva de las mujeres peruanas como un campo que demanda atención prioritaria, frente a la evidencia de las propias estadísticas oficiales sobre mortalidad materna y embarazos no deseados.

Aunque mencionado en el documento del *PSRPF 1996-2000*, el Sector Salud no ha hecho hincapié en el entrenamiento de su personal ni en el establecimiento de mecanismos institucionales para garantizar el respeto a los derechos humanos de las mujeres.

El *PSRPF 1996-2000* señala como una de sus metas de cobertura de servicios "lograr que el 100% de las pacientes con atención institucional de parto o aborto egresen iniciando algún método anticonceptivo seguro luego de haber tenido consejería individual"[59].

En el Perú, el aborto constituye un delito. El único caso no criminalizado es el aborto practicado por un médico con el consentimiento de la mujer embarazada, cuando ese fuera el único medio para salvar la vida de la gestante o evitar un mal grave y permanente[60]. La ilegalidad y clandestinidad del aborto no solo lo han convertido en uno de los factores más importantes de muerte materna en el Perú[61], sino que impiden a muchas mujeres acudir, en caso de complicaciones, a los servicios públicos de salud por temor al castigo judicial o al trato cruel, inhumano y degradante que muchos establecimientos de salud le dan a las mujeres que acuden buscando tratamiento por aborto incompleto.

El MINSA desalienta la práctica del aborto, aunque reconoce que es un problema de salud pública. El *Programa de Salud Reproductiva y Planificación Familiar 1996-2000* asume que "deberá enfrentar el problema de reducir las muertes ocasionadas por las complicaciones del aborto inducido ilegalmente y condicionado por embarazos no deseados"[62]. En 1997, el Congreso aprobó la Ley General de Salud, obligando a los médicos a informar al director del establecimiento de salud sobre los casos en que existan indicios de aborto criminal; a su vez, el director está obligado a denunciar este hecho ante las autoridades competentes[63]. La misma ley dispone que, cuando la policía o el Ministerio Público requieran información sobre los casos de aborto, los médicos están obligados a proporcionarla, caso en el cual se les exime de la reserva de la confidencialidad[64].

Respecto a los costos de los servicios de maternidad y salud reproductiva, en 1981, el Decreto Supremo 019-81-SA dispuso la gratuidad de los servicios de atención por embarazo, parto y puerperio. En

1985, la Ley de Población estableció la obligatoriedad del Estado de atender las necesidades de salud de la población "con tendencia a la gratuidad", y ratificó la "atención integral a la salud materno infantil" como una prioridad entre los servicios gratuitos de salud[65].

El colapso del sistema hospitalario dio lugar a que ninguna de estas normas se aplicara en la práctica, imponiéndose *de facto*, en todos los establecimientos de salud, un sistema tarifario cada vez más distante de las posibilidades de las mujeres de bajos ingresos[66]. De este modo, la atención de partos en los hospitales públicos y centros de salud quedó sujeta al pago de tarifas establecidas por cada establecimiento, y la atención de parto para las mujeres indigentes quedó sometida a la evaluación y calificación de los departamentos de servicio social de los hospitales.

En 1995, el Ministerio de Salud reconoció que "es probable que [las tarifas] hayan impactado negativamente sobre la población tradicionalmente usuaria de la red de establecimientos públicos, dificultando el acceso de pobres e indigentes, pese al objetivo propuesto de solventar con los nuevos ingresos la exoneración de pacientes indigentes"[67]. El MINSA señala que, "[c]omparando las cifras de 1991 y 1994 sale a luz, además, que si bien el deterioro de los ingresos aumenta la presión por servicios de salud gratuitos, el empobrecimiento hasta niveles de indigencia genera el efecto contrario: la presencia de los pobres extremos en la demanda hospitalaria disminuyó, entre 1991 y 1994, del 30,1% al 28%, mientras los no pobres aumentaron su presencia del 34,8% al 45%. El sector indigente ha venido postergando su atención hospitalaria mientras capas medias empobrecidas han venido usando crecientemente la red hospitalaria pública"[68].

Actualmente, en el Perú, el único servicio de salud reproductiva totalmente gratuito es el suministro de métodos anticonceptivos, incluida la anticoncepción quirúrgica. No quedó comprendida en la norma ni en la práctica, la atención gratuita de complicaciones derivadas de la esterilización quirúrgica[69]. Este reporte muestra información relevante sobre la práctica de aplicación de tarifas en diversos hospitales.

Cobertura y calidad de los servicios de salud reproductiva

La cobertura de atención de la salud materna se ha incrementado en el último quinquenio, pero aún es insuficiente. A ello se suma una calidad de atención deficiente y poca capacidad de respuesta para atender complicaciones y emergencias obstétricas en los establecimientos de salud.

El MINSA, en el documento *Lineamientos de Políticas de Salud 1995-2000. Un sector con eficiencia y calidad*, reconoce que "a pesar del aumento de coberturas de atención materna, la calidad de la misma es inadecuada"[70]. Entre las metas que el sector espera alcanzar el año 2000 se señalan: 75% de cobertura de atención prenatal, con cuatro controles, del total de gestantes esperadas; 75% de cobertura institucional de los partos esperados y cobertura del control puerperal de no menos del 60% de parturientas[71]. También se propuso informar sobre métodos de planificación familiar al 100% de la población. El *PSRPF 1996-2000* reiteró dichas metas para la cobertura de servicios[72].

Según un diagnóstico sobre la salud reproductiva de las mujeres en el Perú, elaborado en 1997, "la calidad de los servicios es deficiente, siendo las más afectadas las mujeres de las zonas rurales y urbano marginales. El etnocentrismo es un factor muy importante que influye en el maltrato a las mujeres andinas y populares por parte del personal de salud"[73].

La infraestructura del Sector Salud está conformada por los establecimientos pertenecientes al MINSA, al Instituto Peruano de Seguridad Social (IPSS), a las Fuerzas Armadas y Policiales y a otras entidades privadas pertenecientes a dicho sector. Son considerados establecimientos de salud: los hospitales, los centros de salud y los puestos sanitarios (postas de salud). Los centros y postas brindan a la comunidad atención en salud básica en el ámbito primario.

En 1992, había 4,630 establecimientos de salud en el Perú: 455 hospitales, 1,083 centros de salud y 3,079 puestos sanitarios, sin contar con los establecimientos de salud privados[74]. Los centros y las postas de salud brindan a la comunidad atención de salud básica y en el ámbito primario, y son considerados como ejes de la red periférica de salud, que es el sistema de organización de los establecimientos del Ministerio de Salud[75].

Los establecimientos de salud en las zonas cuentan con escasa capacidad para atender complicaciones y emergencias obstétricas. En 1994, solo el 32,6% de la población tenía algún seguro médico. Del 73,8% restante, el 25% no accedía a ningún tipo de servicio de salud y enfrentaba sus problemas con medicinas alternativas (hierbas medicinales y otros)[76]. La calidad de los servicios es deficiente, siendo las más afectadas las mujeres de las zonas rurales y urbano marginales[77].

El Perú se encuentra entre los cinco países con menos médicos por habitantes en América; la distribución del personal de salud es inadecuada[78] y la calidad de la formación y el perfil de los egresados de las facultades y escuelas de Medicina y Enfermería, muy desigual[79]. En 1992, de un total de 19,969 profesionales de salud, 12% eran obstetrices y 6%, enfermeras[80]. En el mismo año, había 16,433 médicos en el ámbito nacional, de los cuales, el 9,6% eran profesionales en gineco obstetricia[81]. Estos profesionales atienden lo concerniente tanto a la anticoncepción femenina como masculina. En los establecimientos que no cuentan con médicos ni obstetrices, el personal de enfermería asume la responsabilidad de la atención materna[82]. Se estima que un 10% de las enfermeras del MINSA desarrollan algún tipo de asistencia en salud reproductiva[83]

El personal de salud en localidades rurales procede de medios urbanos, muchos de ellos con serias dificultades para establecer relaciones interculturales adecuadas. Son pocos los profesionales médicos que manejan las lenguas nativas (quechua, aguaruna, aymara, etc.), apoyándose para la relación con poblaciones indígenas en promotores de salud, técnicos o auxiliares. No existen datos desagregados por sexo en lo que respecta a la composición del personal de salud con desempeño en el subsector público.

La reciente Ley General de Salud dedica un capítulo a la regulación de las profesiones médicas y afines[84]. En éste se consigna la exigencia del título profesional, colegiación y especialización y otros que requiera la ley, según las funciones que desempeñe el profesional de salud. Los profesionales de salud, técnicos y auxiliares son responsables por impericia, imprudencia y negligencia bajo el mandato de la Ley General de Salud[85] y están sujetos a procesos administrativos y judiciales en el campo penal y civil, además de los procesos correspondientes a sus respectivos códigos de ética profesional.

En el caso de la atención de la salud sexual y reproductiva, incluida la planificación familiar, la autoridad con la que están revestidos los proveedores de salud y el estado de necesidad de las usuarias, hace que ciertas formas de trato vertical, autoritario y muchas veces degradante se aprecien como normales. El juzgamiento y control de las conductas sexuales y decisiones reproductivas de las mujeres se entiende como una atribución de los proveedores de salud, en el marco de una relación desigual de poder entre proveedor y usuaria. Persisten actitudes y estilos invasores o inquisitoriales respecto a la sexualidad y a las decisiones reproductivas de las mujeres.

El proceso de fijación y cobro de tarifas en los hospitales es un elemento que marca fuertemente la relación entre proveedores y usuarias. La actual inexistencia de criterios o lineamientos objetivos para la fijación de las tarifas —o que, de existir, no son expuestos a conocimiento público— deja librado ese procedimiento a la administración o agentes de salud encargados de ello dentro de cada hospital o centro de salud. Este hecho expone a las mujeres no solo a tratos humillantes sino a daños irreparables a su salud por carecer de recursos.

Lo descrito en este capítulo sirve de marco de referencia y contexto al análisis normativo y de los hallazgos que se exponen en los siguientes capítulos.

VI. VIOLACIONES AL DERECHO A LA INTEGRIDAD PERSONAL Y A LA AUTONOMÍA EN LAS DECISIONES SOBRE LAS ESFERAS DE LA SEXUALIDAD Y LA REPRODUCCIÓN

1. Marco normativo

Marco legal nacional

La legislación nacional sobre los temas que ocupan esta sección ha tenido algunos avances en la última década, sin embargo, aún no existen normas de protección eficientes que garanticen el derecho de las mujeres a decidir libre e informadamente en materia de opciones anticonceptivas y a ejercer su sexualidad libres de violencia. Existen dispositivos legales con motivaciones y consecuencias discriminatorias, principalmente en materia de aborto y violencia sexual. Asimismo, debemos indicar que, si bien hubo avances legislativos respecto al tratamiento de la violencia contra las mujeres en el ámbito familiar, no hubo un desarrollo jurídico similar respecto a la violencia contra las mujeres en otros espacios en los que se ponen de manifiesto relaciones de poder, sea por parte de particulares o de funcionarios/agentes públicos[86]. Las leyes nacionales concernientes a estos temas se analizan a continuación.

Sobre la integridad física y psicológica

La actual Constitución reconoce el derecho de la persona a su vida, su identidad, su integridad moral, psíquica y física y a su libre desarrollo y bienestar[87], así como a la libertad y seguridad personales[88]; además, establece el derecho de la persona a no ser víctima de violencia moral, psíquica o física, ni a ser sometida a tortura o a tratos inhumanos o humillantes[89]. Estos dispositivos constitucionales son el punto de partida para el desarrollo jurídico y la implementación de los mecanismos de protección de tales derechos y libertades fundamentales, los que por su relevancia suelen implicar la criminalización de las conductas que los vulneran o afectan. El Código Penal es el cuerpo legal que contiene las figuras penalizadas por la violación de tales derechos, clasificando dichas violaciones como delitos y faltas.

La agresión intencional que resulta en una lesión leve se considera *falta* y requiere hasta diez días de asistencia o descanso, según prescripción facultativa[90]. El maltrato físico sin lesión está calificado también como *falta* en el Código Penal[91]. La agresión intencional que causa lesiones graves en el cuerpo o en la salud se considera delito[92]. Por ejemplo, son lesiones graves aquellas que ponen en peligro inminente la vida de la víctima o las que infieren cualquier otro daño a la integridad corporal o a la salud física o mental de una persona, que requiera treinta o más días de asistencia o descanso, según prescripción facultativa[93]. La ley penal también considera como *delito* el causar dolosamente a otro un daño en el cuerpo o la salud que requiera más de diez y menos de treinta días de asistencia o descanso, según prescripción facultativa. Cuando la víctima muere a consecuencia de la lesión y el agente pudo prever este resultado, la pena se incrementa[94].

La práctica médico forense peruana busca tradicionalmente captar el daño físico y medirlo, a fin de permitir su procesamiento judicial. Según este enfoque, la protección a la integridad psíquica y, por ende, la sanción de la violencia psicológica, no cuenta aún con un tratamiento legal adecuado, quedando las víctimas, en su mayoría mujeres, desprotegidas frente a este tipo de agresiones, principalmente cuando se da en ámbitos públicos, como el de la prestación de servicios públicos de salud. En rigor, bajo la ley penal, todas aquellas agresiones que no puedan verificarse a través de huellas físicas son manejadas en la práctica como asuntos no justiciables.

En el caso de la violaciones a la integridad personal de las mujeres por proveedores de salud, en los servicios públicos de salud, podría también usarse la figura de "abuso de autoridad"[95] para buscar la sanción de los agresores, dado que involucra a funcionarios públicos en el desempeño de sus funciones. Sin embargo, ésta es una ruta legal argumental que aún no cuenta con precedentes.

La exposición de las pacientes a sufrimientos innecesarios por parte de los agentes de salud no se encuentra sancionada expresamente ni en el ámbito penal ni en el administrativo[96]. Existe una tendencia, en las autoridades de salud y de justicia, a pronunciarse sobre estos sucesos como si fueran hechos aislados o resultado de conductas individuales de los proveedores de salud. Tal argumentación es rebatida por los propios hechos que se recogen en este informe.

En el contexto de la prestación de servicios públicos de salud, no existen normas sustantivas ni procesales que sancionen expresamente las violaciones a la integridad física, psicológica y a la dignidad de las usuarias. La impunidad de los casos registrados en este reporte se ampara en interpretaciones paternalistas de los proveedores de salud, que justifican los actos que estos realizan como no intencionales, afirmándose en la creencia de que todo los actos de los proveedores de salud son benéficos o que el acto violatorio se ha dado para evitar un mal mayor en la paciente[97].

La ley penal sanciona también los actos médicos o de los profesionales de salud causados por culpa, impericia o negligencia. Estos, de causar un daño leve a la salud del paciente, son sancionados con pena privativa de libertad no mayor de un año o con sesenta a ciento veinte días-multa[98]. Si el daño causado en el paciente es grave, la pena privativa de libertad es de uno a dos años y sesenta a ciento veinte días-multa[99]. Si el paciente muere por inobservancia de las reglas técnicas de la actividad del profesional, técnico o auxiliar de salud, éste se hace merecedor a una pena de dos a seis años de privación de la libertad e inhabilitación profesional[100]. La pena de inhabilitación puede ser impuesta como principal o accesoria[101]. Las personas afectadas tienen, igualmente, la vía del proceso civil por daños y perjuicios derivados de malas prácticas y otros actos u omisiones por parte de los profesionales de salud que vulneren derechos reconocidos por las leyes nacionales.

Las leyes descritas podrían proteger a las mujeres contra violaciones en el campo de la salud reproductiva; sin embargo, tales normas no son adecuadas ni suficientes para dicha protección. Muestra de ello es que no existe jurisprudencia que así lo establezca ni desarrollo normativo que pueda garantizar sentencias favorables y reparaciones equitativas y eficaces.

La Ley General de Salud (1997), que aún no cuenta con un reglamento ni procedimientos, establece que, sin excluir las acciones civiles o penales que pudieran darse en casos de infracciones a sus normas, éstas también se sancionarán a nivel administrativo con amonestación, multa, cierre o clausura del establecimiento de salud[102], según la dimensión del daño causado, la gravedad de la infracción y el factor de reincidencia o reiteración de quien comete la infracción a la Ley[103]. El establecimiento de salud es solidariamente responsable de los daños y perjuicios ocasionados a un paciente por negligencia, imprudencia o impericia de los profesionales, técnicos o auxiliares de salud que dependan del establecimiento[104]. Aunque esta Ley ya se encuentra en vigencia, contiene varias disposiciones que deben ser reglamentadas para ser cumplidas. Hasta la fecha esta tarea sigue pendiente y no se han establecido mecanismos dentro del Sector Salud para hacerla cumplir.

Sobre violencia sexual

La violencia sexual se sanciona en el Código Penal, en los artículos 170 a 178[105]. Se considera como violación sexual, al 'acto sexual o análogo' realizado con violencia o grave amenaza contra la víctima[106].

El Código Penal considera como circunstancias agravantes de la violación sexual la práctica del acto sexual u otro análogo con una persona que sufre anomalía psíquica, grave alteración de la conciencia, retardo mental o que se encuentra en incapacidad de resistir, cuando el agresor conoce el estado de la víctima[107], o la violación sexual contra una persona después de haberla puesto en estado de inconsciencia o en imposibilidad de resistir[108]. También es una figura agravante el aprovechamiento de la "situación de dependencia, autoridad o vigilancia" de una persona que se encuentra "en un hospital, asilo u otro establecimiento similar o que se halle detenida, recluida o interna"[109]. La violación sexual perpetrada por los proveedores de salud durante la prestación de tales servicios se encuadra en esta última figura.

Pese a que la legislación penal tiene en cuenta la situación de vulnerabilidad de las víctimas de violación sexual, no existe ningún procedimiento administrativo institucional en el Sector Salud que permita proteger a las pacientes de los actos de violencia sexual, ni identificar aquellos casos que merecerían ser remitidos a la justicia penal.

La violación de adolescentes entre diez y catorce años de edad se sanciona con pena privativa de libertad de entre diez y quince años[110]. Si el agresor hubiera aprovechado su posición, cargo o vínculo familiar u otro que le dé particular autoridad sobre el adolescente, la pena se incrementa a una de entre quince a veinte años de prisión[111]. Si se producen lesiones graves a la víctima, la pena privativa de libertad es de veinticinco a treinta años[112]. Si la violación causa la muerte del/la adolescente, o si el agresor pudo prever este resultado, o si procedió con crueldad, la pena aplicable es cadena perpetua[113].

En cuanto al proceso judicial por el delito de violación sexual, la acción penal por el que se comete contra mujeres adultas sigue siendo de carácter privado, por regla general[114], con excepción de los casos agravados arriba descritos. De esta manera, el Estado no interviene de oficio en la persecución del delito de violación sexual, dando lugar a que los agresores presionen a las agraviadas para que no denuncien, promoviendo la transacción y el desistimiento.

En 1991, una reforma del Código Penal erradicó la concepción anterior de estos delitos, que eran denominados *Delitos contra el Honor y las Buenas Costumbres,* y los tipificó bajo el título de *Delitos contra la Libertad*. Sin embargo, hasta 1997, el Código Penal seguía avalando la exención de la pena al violador si éste se casaba con su víctima. La reforma legal eliminó esta norma en los casos de violación, pero dejó vigente la exención de la pena al autor del delito de seducción de adolescentes[115]. Este último, es un delito sexual contra personas entre catorce y dieciocho años, cuando el acto sexual se practica mediante engaño y sin violencia[116]. Es un rezago de la normatividad penal antigua orientada a 'proteger el honor' y controlar el ejercicio de la sexualidad de las adolescentes. Actualmente, es aprovechada por los agresores sexuales para eludir la calificación penal de violación, por ser la pena mucho más leve que en los casos de violación.

En el procesamiento de los delitos sexuales, las autoridades judiciales exigen la certificación médico legal —examen sobre el cuerpo de la víctima— la cual se constituye en el medio probatorio fundamental del que depende prácticamente todo el proceso.

Sobre el derecho al consentimiento informado y a la autonomía en las esferas de la sexualidad y la reproducción

En cuanto a la autonomía en las decisiones en materia de anticoncepción, las leyes peruanas se concentraron en la protección del derecho de las personas y las parejas a decidir sobre el número de hijos y el lapso entre los nacimientos. Más recientemente, desde 1997, protegen el derecho a una decisión informada para elegir el método de planificación familiar. Otras esferas de decisión sobre la sexualidad y la reproducción todavía están afectadas por normas penales y civiles restrictivas y obsoletas.

Derecho de las personas y las parejas a decidir en materia de planificación familiar

En 1985, la Ley Nacional de Población reconoció el derecho, tanto de las personas como de las parejas, a decidir sobre el número de hijos y lapso entre los nacimientos, reconociendo así los derechos individuales en esta esfera, provisión de particular relevancia para el ejercicio de los derechos reproductivos de las mujeres[117]. En 1993, al reformarse la Constitución Política, el reconocimiento de tal derecho asumió jerarquía constitucional, en los mismos términos en que se encontraba legislado en la Ley Nacional de Población. Adicionalmente, afirmó la maternidad y la paternidad responsables como asuntos a ser promovidos por la política nacional de población.

La Ley General de Salud de 1997 ha ratificado la protección del derecho de las personas a elegir libremente el método anticonceptivo de su preferencia, ya sea moderno o natural, contando con información adecuada y su consentimiento[118].

En el Perú, por mucho tiempo, las leyes ampararon la intervención del cónyuge o conviviente en las decisiones reproductivas de las mujeres. En

1985, la Ley Nacional de Población estableció que la esterilización quirúrgica estaba excluida como método anticonceptivo[119]. Sin embargo, cuando ésta era practicada[120], los establecimientos de salud requerían la autorización del cónyuge. El Manual de Salud Reproductiva (MSR)[121] hizo norma de esta exigencia.

Cuando, en 1995, la Ley Nacional de Población fue modificada para permitir la esterilización como método de planificación familiar[122], las disposiciones del MSRPF que exigían el consentimiento del cónyuge dejaron de aplicarse. La reciente Ley General de Salud ratificó que para dicho procedimiento se requiere únicamente el testimonio previo de consentimiento de la paciente, por escrito[123].

Derecho a estar libre de coacción en las decisiones en materia sexual y reproductiva

La afirmación de la autonomía en las decisiones en la esfera de la sexualidad y la reproducción se expresa en diversos espacios de la vida de las mujeres, tanto en su relación con los proveedores de los servicios de salud como con otros agentes del Estado, y en sus relaciones familiares.

La Ley Nacional de Población excluyó expresamente todo intento de coacción y manipulación de las personas respecto a la planificación familiar, rechazando simultáneamente cualquier condicionamiento en la implementación de los programas de planificación familiar por instituciones públicas o privadas[124]. Sin embargo, no existen normas ni mecanismos de procedimiento para proteger a quienes pudieran sufrir coacción en los supuestos mencionados.

Otras áreas de la autonomía de las mujeres sobre su sexualidad y reproducción no solo no cuentan con protección legal, sino que son restrictivamente reguladas por el Estado. Por ejemplo, las mujeres que son violadas sexualmente están obligadas a llevar a término su embarazo bajo sanción penal.

Aunque la coacción en cualquier área es una forma de delito contra la libertad[125], es improbable que los agentes de la administración de justicia estén dispuestos a calificar como tal las prácticas contra la autonomía sexual y los derechos reproductivos de las mujeres, en el ámbito público o privado.

Derecho a la información sobre la salud y al consentimiento informado

El derecho de las personas a decidir y a estar libres de coacción en materia de su sexualidad y reproducción está estrechamente unido al derecho a la información sobre la salud y al derecho al consentimiento informado. En 1997, la Ley General de Salud legisló por primera vez, explícitamente, la protección de ambos derechos[126].

Las ley mencionada establece el derecho de las personas a recibir, en lenguaje adecuado y comprensible, información completa y continuada sobre su estado de salud y tratamiento, incluyendo el diagnóstico, pronóstico y alternativas de tratamiento[127]. En cuanto a la información sobre medicamentos, los pacientes deben ser informados sobre los riesgos, contraindicaciones, precauciones y advertencias de los medicamentos que se les prescriban y administren[128].

Sobre el consentimiento informado en general, la Ley General de Salud reconoce el derecho de las personas a otorgar su consentimiento antes de ser sometidas a un tratamiento médico o quirúrgico, con excepción de las intervenciones de emergencia[129]. La negativa de una persona a recibir tratamiento médico o quirúrgico exime de responsabilidad al médico tratante y al establecimiento de salud, en cada caso[130].

En materia de información sobre salud sexual y reproductiva, las personas tienen el derecho a recibir, con carácter previo a la prescripción o aplicación de cualquier método anticonceptivo, información adecuada sobre todos los métodos disponibles, sus riesgos, contraindicaciones, precauciones, advertencias y efectos físicos, fisiológicos o psicológicos que su uso o aplicación pueda ocasionar[131]. Si bien esta disposición constituye un apreciable avance en la normatividad peruana, no existen aún mecanismos para garantizar el proceso de decisión debidamente informada, en particular, en el caso de la aplicación de métodos definitivos de anticoncepción.

En la práctica, el derecho a la información sobre la salud no está entendido como componente esencial del derecho al consentimiento informado. En cuanto a este último, la norma es tan reciente que aún no se han sentado las bases de procedimiento ni las jurisprudenciales para afirmar su vigencia, como sí ocurre, por ejemplo, en el sistema jurídico angloamericano[132].

Otros derechos relacionados con la autonomía en las decisiones sobre sexualidad y salud reproductiva

Entre los derechos de las personas usuarias de los servicios de salud, reconocidos por la Ley General de Salud, se incluyen: el derecho al respeto de su personalidad, dignidad e intimidad[133]; el derecho a no ser sometidas, sin su consentimiento, a exploración, tratamiento o exhibición con fines docentes y a no ser objeto de experimentación para la aplicación de medicamentos o tratamientos, sin ser debidamente informadas sobre la condición experimental de los mismos y de los riesgos que implican, y sin que medie previamente su consentimiento escrito[134].

Las pacientes también tienen derecho a recibir el informe de 'alta' al finalizar su estadía en el establecimiento de salud y, si lo solicitan, copia de su historia clínica[135].

Los derechos básicos de las adolescentes y niñas como pacientes, en general, y como usuarias de los servicios de salud sexual y reproductiva, en particular, todavía no están protegidos por las leyes peruanas.

Marco legal internacional

Los instrumentos internacionales de derechos humanos que se exponen en esta sección, como en las siguientes, han sido suscritos y ratificados por el gobierno peruano. Las provisiones que se describen en cada caso son aquellas que guardan mayor relevancia para la protección de los derechos a la integridad personal y a la autonomía en las decisiones sobre las esferas de la sexualidad y la reproducción. Del mismo modo, se usan los documentos resultantes de las conferencias mundiales de El Cairo (1994) y Beijing (1995) como orientaciones interpretativas de las normas contenidas en los tratados de derechos humanos.

Según la Declaración Universal de los Derechos Humanos (DUDH)"todo individuo tiene derecho a la vida, a la libertad y a la seguridad de su persona"[136] y "nadie será sometido a torturas ni a penas o a tratos crueles, degradantes o inhumanos"[137]

El artículo 9 del Pacto Internacional de Derechos Civiles y Políticos (PIDCP) protege el derecho de las personas a su libertad y seguridad personales. Nadie puede ser sometido a arresto o detención arbitraria y nadie puede ser privado de su libertad sino de acuerdo a ley. El artículo 7 de este instrumento ampara a las personas contra la tortura y otras penas o tratos crueles, inhumanos o degradantes. Específicamente, establece que "nadie será sometido sin su consentimiento a experimentación médica o científica"[138] Este artículo provee un ámbito de protección contra la tortura que va más allá del tradicional en el que dicho concepto ha sido aplicado, protegiendo así no solo a quienes están detenidos o en prisión, sino también a pacientes colocados en instituciones de salud[139]. Los estados que presentan sus informes ante el organismo monitor de este tratado -el Comité de Derechos Humanos- deberían informar sobre las condiciones y los procedimientos relativos a la prestación de los servicios públicos de salud, particularmente, en lo que concierne a los actos médicos y científicos[140].

Al aplicar la Convención contra la Tortura y otras Penas o Tratos Crueles, Inhumanos o Degradantes (CCT), se sanciona como 'tortura' todo acto por el que se inflige intencionalmente daño o sufrimiento, físico o mental, severos a una persona, con el propósito de obtener de ésta o de una tercera información o una confesión, castigarla por un acto cometido por ésta o tercera persona, o por la sospecha de ello[141]. La coacción e intimidación contra una persona, por cualquier otra razón basada en alguna forma de discriminación, por o con la instigación o consentimiento o aquiescencia de un funcionario público u otra persona actuando con capacidad oficial, también son conductas definidas como tortura por la CCT[142].

La Declaración sobre la Eliminación de la Violencia contra la Mujer, proclamada por la Asamblea General de las Naciones Unidas en 1993[143], afirmó que "la violencia contra la mujer constituye una violación a los derechos humanos y las libertades fundamentales e impide, total o parcialmente, a la mujer gozar de dichos derechos y libertades, reconociendo simultáneamente que la violencia contra la mujer constituye una manifestación de relaciones de poder históricamente desiguales entre el hombre y la mujer (…) el hecho de que algunos grupos de mujeres, como por ejemplo las mujeres pertenecientes a minorías, las mujeres autóctonas, las refugiadas, las migrantes, las que habitan en comunidades rurales o remotas, las mujeres desvalidas, las recluidas en instituciones o detenidas, las niñas, las mujeres con discapacidades, las ancianas y las mujeres en situaciones de conflicto armado, son particularmente vulnerables a la violencia"[144].

El Comité que monitorea la Convención de la Mujer (CEDAW) emitió, en 1992, la Recomendación General 19, la cual trata sobre las estrechas conexiones entre violencia y discriminación. En los comentarios generales, dicha Recomendación estableció que al definir la discriminación se incluye la violencia basada en el género, es decir, aquella violencia que es dirigida contra las mujeres por ser tales o que afecta a las mujeres desproporcionadamente[145]. En los comentarios a los artículos 5 y 16, la Recomendación 19 se pronunció respecto de la esterilización compulsiva y el aborto, incluyendo entre las recomendaciones específicas, que los Estados Parte deben asegurar medidas para prevenir la coerción en relación a la fecundidad y la reproducción, y garantizar que las mujeres no sean sometidas a procedimientos inseguros, tales como el aborto ilegal por falta de servicios apropiados de control de la fecundidad [anticoncepción][146].

En el ámbito regional, en 1994, el Sistema Interamericano adoptó el que hasta la fecha es el convenio más avanzado en materia de violencia de género a nivel mundial: la Convención para Prevenir, Sancionar y Erradicar la Violencia contra la Mujer (Convención de Belem do Pará). Ratificado por el Estado peruano en 1996[147], es un instrumento crucial para garantizar y proteger los derechos humanos y las libertades fundamentales de las mujeres ante las diversas formas de violencia a que están sometidas en los espacios de su vida, incluida la atención de su salud. Dos elementos importantes lo hacen especialmente efectivo: una definición de 'violencia contra la mujer' que toma en cuenta los abusos en aquellos ámbitos en los cuales éstas se encuentran mas expuestas[148]; y el establecimiento de la responsabilidad del Estado por la violencia perpetrada o tolerada por éste, dondequiera que ocurra[149].

Según la Convención de Belem do Pará, la violencia contra la mujer incluye la violencia física, sexual y psicológica que tenga lugar en las relaciones familiares o en cualquier otra relación interpersonal, ya sea en contextos comunitarios, laborales, o en instituciones educativas, así como en establecimientos de salud o cualquier otro lugar. Incluye también la violencia perpetrada por el Estado o sus agentes, dondequiera que ocurra[150]. La Convención afirma explícitamente el derecho de toda mujer a una vida libre de violencia, tanto en el ámbito público como en el privado[151]. El respeto y protección del derecho a la vida, la integridad física, psíquica y moral de las mujeres, así como el derecho a la libertad y seguridad personales y el derecho a no ser sometida a torturas, son reafirmados por este instrumento[152].

El derecho a un recurso sencillo y rápido ante los tribunales competentes, que ampare a las mujeres contra todos los actos de violencia definidos por la Convención, es una de las obligaciones de los Estados Parte para la erradicación de la violencia contra las mujeres[153]. La Convención de Belém do Pará obliga a los estados a adoptar, "por todos los medios apropiados y sin más dilaciones, políticas orientadas a prevenir, sancionar y erradicar la violencia contra la mujer". Entre los deberes de los estados se establece que estos deben "abstenerse de cualquier acción o práctica de violencia contra la mujer y velar por que las autoridades, sus funcionarios, personal y agentes e instituciones se comporten de conformidad con esta obligación"[154], además, deben "actuar con la debida diligencia para prevenir, investigar y sancionar la violencia contra la mujer"[155].

En cumplimiento de la Convención mencionada, el Estado peruano tiene la obligación de implementar leyes y medidas, tanto en el ámbito administrativo como judicial, para prevenir, sancionar y erradicar la violencia contra la mujer[156], así como establecer procedimientos legales justos y eficaces para la mujer que haya sido sometida a violencia; principalmente, debe facilitar un "juicio oportuno" y el acceso efectivo a tales procedimientos[157], establecer los mecanismos judiciales y administrativos necesarios para asegurar que la mujer objeto de violencia tenga acceso efectivo a resarcimiento, reparación del daño u otros medios de compensación justos y eficaces[158].

La Convención Americana sobre Derechos Humanos (Pacto de San José de Costa Rica), ratificada por el Perú en 1978, declara que toda persona tiene derecho a que se respete su integridad física, psíquica y moral[159], nadie debe ser sometido a torturas ni a penas o tratos crueles, inhumanos o degradantes[160], toda persona tiene derecho a la libertad y a la seguridad personal[161]; nadie puede ser privado de su libertad física, salvo por las causas y en las condiciones fijadas de antemano por las Constituciones Políticas de los Estados Parte o por la leyes dictadas conforme a ellas[162]; nadie puede ser objeto de injerencias arbitrarias o abusivas en su vida privada[163]; toda persona tiene derecho a la protección de la ley contra esas injerencias o esos ataques[164].

La eliminación de todas las formas de violencia contra las mujeres y las niñas fue reconocida como un objetivo por la CMDH, la CIPD y la CCMM. La Declaración y el Programa de Acción de la CMDH emplearon un lenguaje enfático en la protección de los derechos humanos de las mujeres y las niñas, pronunciándose expresamente por la eliminación de la violencia contra la mujer en la vida pública y privada, para cuyo logro planteó medidas legislativas y acciones "en esferas tales como el desarrollo económico y social, la educación, la atención a la maternidad y a la salud y el apoyo social"[165]. La Declaración y Plataforma de la CCMM, reafirmando los consensos en este tema adoptados en la CIPD, condenan la violencia contra las mujeres que se manifiesta en: embarazo forzado, esterilización forzada, utilización forzada de anticonceptivos, aborto forzado, mutilación genital femenina y otras prácticas de violencia de género[166].

2. Experiencias recogidas

(El número entre corchetes [ ] da cuenta de la cantidad de personas que han relatado una experiencia similar a la que se destaca en el texto transcrito.)

Violencia física y psicológica

> "Si abriste las piernas a tu marido, ahora que te guste dar a luz"
> "Si no tienes plata ya verás tú qué haces, aquí no se te puede atender` y me ha botado de la oficina…"
> "Una enfermera me atendía, me decía que debía ayudar, que pujara. En ese momento yo no podía. Yo gritaba. La enfermera me dio un palmazo. Me dio mucha vergüenza,…"
> "También le dije que tenía una infección vaginal, pero tampoco quiso examinarme. Más bien me dijo: `Seguro eres una cochina. Cuando se está con hombres, eso es lo primero`. Me retiré sin decir nada.

En las narraciones de las usuarias hay una constante mención a maltratos, ofensas, humillaciones, indiferencia, negligencia y al riesgo inminente de sufrir abusos en el ámbito de los establecimientos públicos de salud. Los testimonios recogidos también dan cuenta de un rango de intervenciones sobre el cuerpo de la mujer sin que medie información ni consentimiento de ésta; exposición a sufrimientos innecesarios a parturientas y a aquellas de quienes se sospecha aborto inducido. Sobre estas últimas, igualmente hemos identificado conductas que van desde interrogatorios amenazadores hasta tratos inhumanos motivados por la idea de que las mujeres que abortan son criminales y deben ser castigadas.

Las mujeres parturientas relatan persistentemente respuestas agresivas por parte del personal de salud frente a sus pedidos de asistencia o por no 'facilitar' el trabajo del médico:

Zoila, de 17 años, acudió a la Maternidad de Lima en abril de 1996 para dar a luz a su primer hijo: *"Tuve que esperar más de dos horas. Le dije a la enfermera: 'Señorita, me duele, me siento rara'. `Así es —me decía—. Aguanta, todavía te falta`. No sé en qué momento empecé a sangrar. Mi esposo la llamó y le dijo que me estaba desangrando, que me podía morir. La señorita respondió molesta:*

`¿No ve que estoy ocupada?. Ni que ella fuera la única paciente.`"[24]¹⁶⁷

En el repertorio de agresiones verbales hay algunas que provocan sentimientos de culpa en las pacientes por su incapacidad de resistir el sufrimiento: *"Me gritaban: '¿Quieres tener a tu hijo o no?'".*[18] En muchos testimonios, encontramos agresiones verbales que reflejan una forma de sancionar el ejercicio de la sexualidad de la parturienta. La frase más frecuente usada por enfermeras y obstetrices: *"Si abriste las piernas a tu marido, ahora que te guste dar a luz". "Las enfermeras y las técnicas te gritan: '¿Quién te mandó a tener hijos?, ¿qué esperabas?, lo hubieras pensado antes de hacerlo".*[30]

En varios testimonios recogidos en centros hospitalarios de Lima, las usuarias refieren haber experimentado miedo o temor frente a los maltratos de enfermeras y obstetrices. Gladys relata: *"Había una obstetriz mayor, un poco mala, yo le tenía miedo y por eso casi no gritaba por el dolor, preferí aguantar para evitar que me gritaran. Si gritas porque te duele es peor.*[35]

Edith nos dice: *"Acá, en la Maternidad de Lima, las enfermeras son un poco malas, tratan mal. No tienen maneras. Aquí debemos recibir las medicinas que nos dan sin preguntar nada, a una no le explican para qué es la pastilla. Ni decir 'señorita, me duele'. Responden molestas: '¿No querías tener un hijo?, así es pues. Aguanta nomás, no eres la única mujer que ha tenido un hijo. Así que toma tu pastilla y no hables, que te vas a llenar de gases y después te vas a quejar de que te duele el estómago'"*

Blanca* recuerda: *"Yo estaba con fuertes dolores de vientre, hasta que comencé a tener hemorragia y decidí acudir al Centro Materno Infantil. Al llegar, una enfermera me dijo que esperara hasta que me llamaran. Me veía tan mal y no hacía nada. Ni siquiera se compadecía de mí. Así que salí toda ensangrentada de la sala y me fui a la farmacia. Allí compré una ampolleta contra la hemorragia e hice que me la pusieran. Me la pusieron y me hicieron descansar. Luego me embarcaron a mi casa en un taxi. No hice ningún reclamo. Eso siempre ocurre ahí, tratan muy mal, el personal se cree que trata con animales o no sé qué".*[18]

Milagros relata: *"Acá [en la Maternidad de Lima] las enfermeras te tratan mal. A mí, que soy cesareada, me han cambiado de cama sin avisarme. Me dijeron: 'Señora, ¡desocupe la cama, usted va a pasar a otra, aliste sus cosas!'. Ni siquiera eran amables. Apurada y con las justas movía mis cosas para la otra cama."*[25]

"Mi prima me llevó a la posta para no tener más familia. Me dijeron que me habían puesto espiral. Tres años aguanté con dolores y sangrado. Iba cada dos meses y me decían que era normal [...] El médico me trató muy mal, estaba muy molesto. Me dijo: `para qué te haces poner y después estás aburrida`", relata Maximina.

Pedir apoyo para otra parturienta también acarrea gritos y sanciones, como lo revela el testimonio de Zoila: *"Una vez una señora de mi pabellón estaba muy mal, lloraba, parece que le dolía mucho. Nosotras empezamos a llamar a la enfermera para que la atienda. Cuando llegó la enfermera nos gritó: `ustedes no se metan`, nos dijo bien molesta. Nos quedamos calladas, desde ahí nunca dijimos nada"*.[20]

Las asistentas sociales son señaladas por las parturientas como agentes de violencia contra las gestantes y parturientas, en varios de los casos. Estas trabajadoras de salud tienen a su cargo la tarea de evaluar la situación económica de la paciente, y de ellas, finalmente, depende si se paga o no y cuánto se paga." *Si no pagas no te atienden`* —me ha dicho", declara Ruth. Y añade: *"Le he explicado a la señorita, pero nada. `Si no tienes plata ya verás tú qué haces, aquí no se te puede atender` y me ha botado de la oficina. Fui a buscar a otra señorita, y de la puerta nomás me dijo que no podía atenderme. Ni siquiera me dio tiempo a que le explique mi problema"*.

Elizabeth: *"Yo estoy internada en el servicio número 6 y la asistenta social es bien `verde`. Ayer me dieron de alta y tengo que pagar 180 soles. Mi hermana solo ha conseguido 50 soles y no me los quieren recibir. La asistenta social me ha dicho: `Lo siento, tienes que pagar, tú sabrás qué haces, lo que sí te advierto: para mañana no te quiero ver. Tienes que irte como sea, no quiero encontrarte en la cama"*.[25]

El caso de Jéssica, de 19 años, reúne situaciones particularmente abusivas que muestran la precaria posición en la que se encuentran las usuarias de los servicios de maternidad. Ingresó a la Maternidad de Lima el 29 de abril de 1997 para dar a luz a su primer hijo. Tras haber esperado un tiempo considerable hasta ser atendida, le realizaron una serie de exámenes. Luego fue intervenida por cesárea. En ningún momento fue informada sobre el tipo de exámenes ni los resultados de estos. Tampoco le fue explicada la causa de una intervención quirúrgica para el parto. Pese a la situación social de Jéssica (madre soltera en extrema pobreza), la asistenta social le exigió el pago de 430 soles. Al no poder pagar dicha suma, la asistenta social la obligó a desocupar la cama, viéndose forzada a dormir con el recién nacido a la intemperie, en el patio interior del establecimiento de salud.

Posteriormente, a pesar de que su alta ya estaba dada, fue retenida en la Maternidad de Lima, presionándosele así a cancelar la deuda. Al preguntar en caja la razón del monto de la deuda, la empleada le informó que le habían extirpado el útero (histerectomía). Jéssica no había sido informada sobre una intervención de esta naturaleza por parte del personal que la atendió. Cuando una de las abogadas que documenta este reporte, acudió a verificar en su historia clínica la intervención de la que había sido objeto, el personal administrativo le negó el acceso a ésta. La abogada insistió y, previa cancelación de cinco soles para obtener el informe de egreso, logró entrevistarse con el Jefe de Estadística, el cual le informó, sin permitir la lectura de la historia clínica, que se trataba de un error de caja y que Jéssica no había sido operada para extirparle el útero. Al preguntarle sobre si dicho error había causado una deuda tan elevada, respondió que el costo de una cesárea y el de una histerectomía eran el mismo. El cuadro de tarifas no estaba a la vista del público usuario. Indagaciones posteriores permitieron constatar que, en realidad, el costo de una histerectomía era superior al de una cesárea. [10]

El testimonio de Silvana, migrante de Huancayo, quien reside en un barrio sumamente pobre en el distrito de San Juan de Lurigancho, narra un caso de agresión física: *"Llegué por emergencia. De ahí, como ya estaba lista para dar a luz, me llevaron a la sala de partos. Me dolía mucho, no podía aguantar. Una enfermera me atendía, me decía que debía ayudar, que pujara. En ese momento yo no podía. Yo gritaba. La enfermera me dio un palmazo. Me dio mucha vergüenza, me había tratado como si fuera una niña malcriada..."*[7]

En los casos de sospecha de aborto, el trato recibido por las mujeres, está fuertemente vinculado a una intención de algunos proveedores de salud de castigar a quienes interrumpen voluntariamente su embarazo. De los testimonios recibidos, varios casos corresponden a abortos espontáneos o amenazas de aborto, no obstante, solo por el hecho de sospecharse aborto inducido, recibieron un trato cruel e inhumano, como se relata a continuación.

Josefa, comunera campesina en Huancabamba (Piura), tuvo hemorragias en el mes de mayo de 1996. Había perdido el conocimiento cuando su madre la trasladó al Hospital Rural de Huancabamba. Cuando lo recobró, le dijeron que era un aborto y le gritaron por no haberse ligado, fue incluso amenazada con que la iban a dejar morir. No le dieron calmantes y tardaron en ponerle las ampollas para detener la hemorragia. En su testimonio señala que le hicieron legrado sin anestesia y luego la presionaron para ligarla. Ella se negó diciendo que cuando estuviera restablecida lo haría y la gritaron. Finalmente, uno de los médicos dijo que estaba anémica y que era mejor no operarla.[6]

Herminia, de 22 años, con seis meses de su primer embarazo, acudió en octubre de 1996 a una posta médica ubicada en El Agustino: *"En la posta me dijeron que seguro yo había querido abortar y por eso estaba sangrando. El doctor y la enfermera no entendían, yo no sabía qué pasaba y estaba muy asustada. Hasta que me molesté y les grité. Les dije que no me importaba lo que ellos pensaban. 'Yo quiero tener a mi hijo, pero no sé qué pasa'. Tanto grité y les insulté que decidieron hacerme un papel de traslado. Cuando llegué a la Maternidad fui de frente a Admisión y presenté mi orden de traslado. El doctor me revisó y descubrió que sangraba porque tenía heridas en el útero. Ahora ya no tengo sangrado, pero de todas maneras tengo que cuidarme porque los médicos no te dicen todo".*[6]

Violencia sexual

> *"Yo sentí que metió su dedo en mis partes, a mí me ha dolido mucho y luego me di cuenta de que sus dos manos estaban en mi cintura y me empujaba y me dolía, él solo me estaba abusando..."*

> *'Échate, hija, te voy a hacer el tratamiento. Me estuvo sobando la cabeza. De ahí no recuerdo nada, he despertado como de un sueño, me dolía el cuerpo [...] él estaba a mi lado, se levantó asustado, su mano tenía sangre y se levantó los pantalones, yo estaba desnuda y me he asustado, y empecé a llorar"*

Los incidentes de violencia sexual recogidos ocurrieron en el marco de la relación entre médicos o técnicos y usuarias. En ella pesan elementos de autoridad que son utilizados como factor que facilita el ejercicio de violencia sexual sobre sus víctimas. Simultáneamente, es condición que propicia estas violaciones, el desconocimiento sobre el tipo de exámenes y sobre los derechos que las usuarias tienen. En los testimonios recogidos, el hecho de que la agraviada sea una mujer que vive sola, o haya tenido, o se sospeche que tenga una vida sexual activa, la convierte para el agresor en un objeto de disponibilidad sexual, más aún cuando es adolescente o joven y no se encuentra casada.

En los agresores sexuales se observa una calculada evaluación de riesgos: cuentan con el hecho de que sus actos quedarán impunes y que la agraviada no será amparada. Más aún, disponen de un repertorio de redes y estrategias de apoyo social e institucional para encubrir sus actos, lograr defensa legal y presionar a las denunciantes.

En los escasos procesos iniciados por las víctimas, las autoridades policiales y judiciales indagan sobre su vida sexual, las hacen objeto de exposición y escarnio público, resultan blanco de chantajes y presiones que incluso alcanzan a los miembros de su grupo familiar, son expuestas a la estigmatización social o a la pérdida de derechos, por ejemplo, en el caso de las adolescentes, el de seguir asistiendo al establecimiento educativo donde cursan estudios.

María* tenía quince años de edad, fue conducida al Puesto de Salud de Auquimarca, Distrito de Chilca (Huancayo), por su padre quien molesto por su bajo rendimiento escolar y por indicación del colegio, decidió certificar si se encontraba o no embarazada[168]. *"La Posta tiene como dos cuartos (…), me ha hecho entrar el doctor y no ha querido que entre ni mi hermana ni mi papá, y le ha dicho a la enfermera que se quede afuera"*.

Diversos agentes de salud entrevistados manifiestan que la usuaria puede exigir estar acompañada de una persona de su confianza, y hay quienes refieren que es obligatoria la presencia de una persona de sexo femenino en la atención de las usuarias. Sin embargo, en el Perú no existe una norma o disposición del sector al respecto. Más bien se ha constatado, a través de los testimonios recogidos, incluso en el caso de las menores, el hecho frecuente de que las pacientes ingresen solas a los consultorios por ignorancia de sus atribuciones o por exigencia de los médicos. En el servicio médico legista, es una práctica institucional el ingreso no acompañado de la persona agraviada. En el marco de esa práctica se han cometido abusos y trato denigrante hacia las mujeres, los niños y las niñas víctimas de violaciones sexuales.

María* continúa su testimonio: *"Luego me ha dicho que me quitara la ropa, el pantalón y la blusa y que me acueste en la camilla, allí yo estaba sin mi ropa, el doctor me ha dicho: `¿Así que estás embarazada?, `¿con quién habrás estado?`, yo sentí que metió su dedo en mis partes, a mí me ha dolido mucho y luego me di cuenta que sus dos manos estaban en mi cintura y me empujaba y me dolía, él solo me estaba abusando, yo me he asustado y me dijo que `así es`, luego yo le he empujado y he estado llorando, él me ha dicho que no tengo nada, y que me ponga mi ropa".*

"De allí hemos salido y le ha dicho a mi papá que no tengo nada, que no estoy embarazada, después de un rato le he preguntado a mi hermana cómo es la revisión de los doctores porque mi hermana debía saber porque ella tiene ya sus hijos. Yo le conté que el doctor tenía sus manos en mi cintura y que su pantalón estaba abajo, él estaba sobre mí".[3]

Marina, de 23 años, ingresó por el Servicio de Emergencia del Hospital Carlos Monge Medrano, de la ciudad de Juliaca, con dolores de cabeza y fiebre. El médico le practicó un examen ginecológico, pero ella no entendía la relación entre éste y su dolor de cabeza. *"Luego el doctor me dijo, `quítate la ropa`. Yo tenía miedo. Entonces él me gritó y me ha quitado la ropa y me ha revisado. Me ha tocado mi barriga, mis piernas, mis pechos, mi cabeza, mis brazos, todo, todo me ha tocado".* El médico le propuso atenderla en su consultorio privado porque en el hospital "no había suficiente instrumental". Me dijo: `vamos a mi consultorio`. Yo le volví a decir que no tenía plata. Él me dijo: `¿Cómo entonces quieres que te trate si no te hago exámenes? En mi consultorio te voy a hacer exámenes, porque aquí en el hospital no hay nada (...) No te voy a cobrar nada, hija`. Y enseguida la condujo del hospital a su consultorio privado. *"Hemos entrado por la puerta de una casa que parecía abandonada [...]De ahí me hizo pasar a una sala sucia, con periódicos y había gotas de sangre en el suelo. Había también una camilla con sábanas y me dijo: `Échate, hija, te voy a hacer el tratamiento. Me estuvo sobando la cabeza. De ahí no recuerdo nada, he despertado como de un sueño, me dolía el cuerpo, estaba tapada con una sábana, él estaba a mi lado, se levantó* asustado, su mano tenía sangre y se levantó los pantalones, yo estaba desnuda y me he asustado, y empecé a llorar. Le dije que regresaría con mi hermano. Él me contestó que si regresaba con él, me iba a cobrar."[5]

El mismo médico que abusó sexualmente de Marina había enfrentado anteriormente una denuncia por intento de violación a Irene, una menor de quince años. Irene, al igual que Marina, había sido conducida del Hospital Carlos Monge Medrano a su consultorio privado. La madre de dicha menor accedió a darnos su testimonio sobre lo ocurrido." *Tal como me citó, me hice presente a la 1 p.m. acompañada de mi hija que padece mal del corazón. Mi corazón de madre me hizo sospechar del porqué cerró la puerta, me paré y mi oído puse cerca del triplay […] De pronto, mi hija dijo en voz baja: '¡Mamá!' y yo salté y de una patada abrí la puerta de triplay y al pasar a la división donde estaba la camilla, encontré a mi hija tirada, desnuda, atontada, asustada y no hablaba. El doctor estaba con los pantalones bajados hasta la rodilla y al verme apenas atinaba a subírselos. Yo, por mi parte, al ver a mi hija en ese estado, con lo que agarraban mis manos le pegué y le patée desesperadamente."*[5]

El aprovechamiento de la vulnerabilidad de la víctima también lo hallamos en el caso de Jéssica, ya mencionado. Ella acudió a la Maternidad de Lima para dar a luz a su primer hijo y por no tener dinero para pagar la cuenta por el parto fue retenida en ese hospital. Uno de los médicos que la vio deambulando por los pasillos le dijo que él "le podía ayudar a salir". Jéssica relata que este médico le dijo que como ella acababa de dar a luz, *"debía succionarme mi pezón en su consultorio privado para evitar una inflamación."* El médico intentó ganarse la confianza de Jéssica y conociendo que su madre era alcohólica y que la muchacha era soltera, fue a su domicilio llevándole licor a la madre y le dijo que "se había enamorado de Jéssica y que quería casarse con ella". En tales circunstancias, ella fue presionada por su madre para *"hacerse ver por el doctor".*[2]

Violaciones a la autonomía en las decisiones sobre la sexualidad y la reproducción y al consentimiento informado

"Él, de mala gana, me alcanzó la receta y me dijo que si no estaba casada

no tenía por qué tomar pastillas anticonceptivas."

"Me preguntó cuándo fue la última vez que tuve relaciones sexuales. Le dije que hacía una semana. Y él me dijo: `¡Ah! o sea que te ejercitas… Nunca más volví"

"Le dije a la obstetriz que venía por planificación familiar. La obstetriz, sin más, me dijo que tenía que tomar píldoras, ni siquiera me examinó."

"La encargada [de la posta] me dijo que tenía que tener el DIU por 3 años, y se negó a retirármelo. A pesar que le supliqué, no quiso. Un día no aguanté más, me metí la mano, logré tocarlo y me lo saqué."

La autonomía de las mujeres en las esferas de la sexualidad y la reproducción es un principio que aún está lejos de ser interiorizado por los agentes de salud, quienes continúan considerando que tienen la facultad de someter a las pacientes a interrogatorios y juzgar las decisiones de las mujeres y/o presionarlas para que actúen de acuerdo a los criterios del proveedor de los servicios, o de acuerdo a los intereses de las autoridades del sector, las cuales, a su vez, ejercen presión sobre el personal operativo.

Entre los testimonios recogidos, hemos hallado casos que dan cuenta de interrogatorios invasores, durante los cuales los agentes de salud se colocan en la posición de jueces respecto de la actividad y decisiones de las usuarias en lo que se refiere a la sexualidad y la reproducción. La conducta de tales agentes, violatoria de la autonomía de las mujeres en tales esferas, suele ser acompañada de un trato agresivo que es percibido por las usuarias como 'asco' y 'sanción' hacia ellas, constituyendo, en consecuencia, una forma de violencia psicológica con repercusiones en futuras decisiones de atenderse en los servicios públicos de salud.

Elvia, de 23 años, pobladora de un barrio del distrito de San Martín de Porres, acudió a la posta de su distrito a causa de una hemorragia vaginal: *"[El médico] me dijo que me sentara y que no me acercara a él. Todo déspota me dijo: `¿Para qué has venido, qué tienes?` Le conté que había tomado tres pastillas anticonceptivas juntas y que me había venido una hemorragia. Me preguntó si* *estaba casada. Le dije que no. `¡Entonces, ¿para qué tomas pastillas si no eres casada? ¿A qué te dedicas, con quién vives?!`Yo le dije que vivía con mis padres. `Seguro que ellos no saben lo que haces`, me dijo."* Elvia relata que sintió mucha cólera y vergüenza, *"me hacía sentir como si estuviera haciendo un delito [...] Él, de mala gana, me alcanzó la receta y me dijo que si no estaba casada no tenía por qué tomar pastillas anticonceptivas. Me preguntó cuándo fue la última vez que tuve relaciones sexuales. Le dije que hacía una semana. Y él me dijo: `¡Ah! o sea que te ejercitas...` No le hice caso. Tomé la receta y salí del consultorio. Él llegó a decirme que debía volver a la semana siguiente para ver cómo había evolucionado. Nunca más volví".*[10]

Acudir por información y métodos anticonceptivos es, según varios testimonios, una experiencia desagradable para aquellas que son madres solteras y pertenecen a estratos pobres. Además de violencia psicológica, expresada en humillación y ofensas verbales, la entrega de información es tan deficiente que en algunos casos acarrea embarazos no deseados.

Haydée* tiene 24 años, ella acudió a un centro de salud de San Juan de Lurigancho (Lima), en octubre de 1996. *"Desde un inicio, las técnicas de enfermería que atendían me trataron mal, con miradas feas [...] le dije a la obstetriz que venía por planificación familiar. La obstetriz, sin más, me dijo que tenía que tomar píldoras, ni siquiera me examinó."* A esta actitud abusiva y contraria al derecho básico de acceder a la información y a toda la gama de métodos anticonceptivos, según las normas nacionales, se suma el trato degradante y la humillación verbal: *"También le dije que tenía una infección vaginal, pero tampoco quiso examinarme. Más bien me dijo: `Seguro eres una cochina. Cuando se está con hombres, eso es lo primero`. Me retiré sin decir nada. Un mes después, comencé a sentir náuseas y mareos. Estaba embarazada. Yo no había tomado las píldoras que me recetó porque me dio miedo, y como tampoco me había explicado la obstetriz cómo tomarlas, no lo hice. Ahora, ¿cómo voy a tener un niño si no tengo dinero?"*[6]

Las decisiones de las mujeres respecto a cambiar o dejar de usar un método tampoco son atendidas de manera apropiada. Donatilda, una vecina de Huancabamba, relata la siguiente experiencia: *"En la posta me pusieron un dispositivo intrauterino (DIU). Desde entonces tuve molestias que se fueron agravando. Luego, tuve hemorragias todos los días por tres meses continuos. Al cuarto mes me fui a la posta. La encargada me dijo que tenía que tener el DIU por tres años, y se negó a retirármelo. A pesar de que le supliqué, no quiso. Un día no aguanté más, me metí la mano, logré tocarlo y me lo saqué. Me curé con hierbas, pero me quedó una infección. Fui al Hospital Rural de Huancabamba, pero no me dieron nada. En ese hospital tratan mal, por eso ni Papanicolau me he hecho. Fui a la posta porque ahí daban condones, pero me dio picazón en mis partes y cuando les dije que quizás eran de mala calidad, el doctor se amargó y me sacó de la posta. Ahora uso condones que compro en la farmacia, porque en la posta no informan nada. Cuando en marzo empezaron a hacer ligaduras, quise ver para que me revisaran, pero a nadie evalúan, de frente operan".*

El cumplimiento de las metas o cuotas de esterilización a usuarias parece haberse constituido en el fin último de las actividades de planificación familiar. Pese a la negativa estatal de la existencia de dichas cuotas, entrevistas realizadas a proveedores públicos de salud en localidades de Lima, Junín, Arequipa, Ayacucho, Huancavelica, Cuzco y Loreto, dan cuenta de su existencia. Los proveedores entrevistados en esas localidades afirman que dichas cuotas han sido usadas como factor de presión sobre ellos, dependiendo de su cumplimiento su permanencia o promoción en el sector. [18] Adicionalmente, este hecho ha sido abrumadoramente probado por investigaciones periodísticas[169].

En entrevistas colectivas, realizadas en noviembre de 1997 a organizaciones populares de mujeres urbanas y rurales, dirigidas a evaluar la extensión y/o persistencia de las violaciones encontradas a través de los testimonios realizados, las dirigentes de dichas organizaciones pusieron de manifiesto la existencia de las siguientes prácticas extendidas, contrarias al derecho a una decisión libre e informada en materia de sexualidad y reproducción: *visitas domiciliarias constantes e invasoras por parte de enfermeras y promotoras, para presionar a las campesinas a ligarse.* Algunas mujeres, según las dirigentes, se esconden a fin de no ser ubicadas por el personal de salud. Los encuentros con tales agentes son narrados como experiencias de agresión, intimidación y humillación hacia las campesinas. *"Nos decían que éramos animales, ignorantes, si no aceptábamos ligarnos".*

Una comunera reflexionó en voz alta, en el marco de una entrevista colectiva, el 25 de noviembre de 1996: *"Cuando íbamos al pueblo para hacernos ver, ni caso nos hacían; en el hospital, como asco nos tenían. Y ahora, nos buscan todo el tiempo diciéndonos para la ligadura. Algunas [promotoras] comenzaban hablando bonito, pero si decíamos que no, no aceptaban y nos decían ignorantes, nos gritaban, qué íbamos a hacer".*

Otras prácticas contrarias al consentimiento informado, halladas en el marco de las entrevistas colectivas, comprenden: no entregar a las usurarias una información completa y veraz sobre la más amplia gama de métodos anticonceptivos; privilegio del uso de la esterilización quirúrgica a través de la realización de 'Festivales de Ligadura de Trompas', ofreciendo exclusivamente la anticoncepción quirúrgica gratuita[170]; desinformación sobre efectos, contraindicaciones y cuidados posoperatorios en los casos de esterilización, captación de mujeres pobres para la práctica de la esterilización en el mismo contexto y oportunidad en que se distribuían alimentos donados[171]; presión e intimidación a mujeres que arribaron a los establecimientos de salud con complicaciones posaborto.

Entre los casos recogidos durante el período de recolección para este reporte, debemos mencionar el de la señora Magna. Ella fue sometida a una operación de ligadura de trompas el 20 de diciembre de 1996, en el Hospital Rural de Tocache, y falleció el 1 de enero de 1997, en el mismo hospital.

En julio de 1997, la Sra. Magna fue esterilizada, según testigos y familiares, en contra de su voluntad, luego de visitas domiciliarias por parte de personal de salud del Hospital Rural de Tocache. En dichas fechas estaba programado un "Festival de Ligadura de Trompas". Según su hija María, *"desde el primer día que la Srta. Rita (obstetriz del hospital de Tocache) fue a buscar a mi mamá, ella se escondió. Pero cuando la obstetriz regresó al día siguiente (el viernes 20 de diciembre de 1996) la encontró y se la llevó".*

Según el testimonio de su vecina Bernardina, quien, juntamente con Magna, fue sometida a una ligadura de trompas de falopio, la Sra. Magna expresó constantemente resistencias a realizarse dicha operación y le dijo a la obstetriz que su esposo no estaba de acuerdo. *"Eso no importa"*, dijo la obstetriz, *"tú te la haces ahorita y a la noche ya estás cocinando en tu casa y tu esposo no se va a dar cuenta".* Magna fue conducida al hospital. Bernardina agrega: *"lo que pasa es que cuando uno no tiene nada y le ofrecen ropa y comida para sus hijos, uno se deja animar"*. No le practicaron exámenes o evaluaciones previas. No tomaron nota de que llevaba un considerable retraso en su menstruación. Según Bernardina, *"[Magna] fue acostada en la camilla a la fuerza y sedada completamente"*[172]. Durante la operación sufrió un paro cardio respiratorio del que los médicos lograron sacarla en esa oportunidad. Al día siguiente, la retornaron a su domicilio y le dejaron algunos analgésicos.

La hija de Magna relata: *"Mi mamá le dijo que tenía los pies muy fríos y que no se calentaban, que no podía orinar, que tenía diarrea y náuseas […] sólo le dieron pastillas y se fueron, pero a mi mamá las pastillas le daban náuseas, desde el día que la operaron no comió más"*. A pesar del evidente mal estado de la paciente, ningún miembro del hospital regresó para ver cómo estaba. El 29 de diciembre de 1996, el esposo y el hijo de la Sra. Magna, junto con algunas señoras del Club de Madres de Chan Chan, la llevaron en un motocar al Hospital Rural de Tocache; los vecinos relatan que, al llegar, *"le negaron la atención médica argumentando que la Campaña de Ligadura de Trompas había concluido"*. Ante la protesta y presión de los vecinos, fue atendida por el Servicio de Emergencia. En la sala de emergencia, dos minutos después de que le inyectaron dos ampollas, entró en convulsiones y empezó a sudar abundantemente hasta que se desmayó. *"Entonces mi hijo corrió y llamó a los enfermeros, varios entraron y dijeron: 'Hay que echarle aire, hay que quitarle el suero'. Le pusieron una máscara de oxígeno, que tuvo hasta que murió"*, cuenta el esposo.[4]

Este caso, al igual que el de dos mujeres en Piura, fueron los primeros en ser denunciados y puestos en conocimiento de la Defensoría del Pueblo.

3. Respuesta institucional

La respuesta institucional a los casos detallados en esta sección han sido el silencio y la complicidad con los agresores. Los procesos contra personal y establecimientos de salud se ven interferidos por el comportamiento del personal y las autoridades de salud, que encubren y toleran las prácticas de violencia contra las usuarias que hemos descrito. De acuerdo a los testimonios y casos encontrados, cuando las usuarias han intentando presentar sus reclamaciones en los ámbitos administrativo y judicial, las posibilidades de probanza de sus quejas han sido reducidas. El valor de su palabra está depreciado, mientras que la palabra de los profesionales de salud goza de autoridad y prestigio incuestionables.

En contextos institucionales jerarquizados, como el del Sector Salud, marcados además por la inobservancia de las reglas del Derecho, las posibilidades de realizar reclamaciones con respecto al debido proceso suelen ser reducidas o acaso nulas para la mayor parte de la población. Y mucho más remotas cuando convergen en la persona agraviada diversas condiciones que la hacen objeto de discriminación, incluidas situaciones de vulnerabilidad, y cuando los agentes que violan los derechos de las usuarias disponen de mayor poder económico, social o político. En tal situación se encuentran las mujeres cuyos testimonios hemos descrito en la sección anterior.

Las prácticas profesionales vinculadas a la salud reproductiva, principalmente en el contexto de la atención al embarazo, parto y posparto, involucran estereotipos de género, como la percepción de que el sufrimiento femenino en el embarazo y el parto son situaciones normales, y que las mujeres, en el contexto médico, se encuentran obligadas esencialmente a facilitar la labor de los profesionales de salud. Según este mismo criterio, hay una resistencia de las autoridades a reconocer como inaceptables las prácticas de violencia y coerción contra las mujeres, tanto en el ámbito privado como en el público.

En el contexto de la administración de justicia, los prejuicios tradicionales, basados en estereotipos de género por parte de sus agentes, suelen comprometer el derecho de las mujeres a obtener justicia frente a conductas que afectan su integridad personal y autonomía en las esferas de la sexualidad y la reproducción.

Entre las concepciones y criterios que han determinado la impunidad de los agresores en los pocos casos que han sido interpuestos por las usuarias ante las autoridades de salud o las de justicia, se encuentran: a) la apreciación de que son hechos normales, que no revisten gravedad; b) el entendido de que la denuncia de la víctima es, en principio, maliciosa y desproporcionada; c) la presunción de no intencionalidad por parte del agresor; d) la idea de que los incidentes de violencia son provocados por las mujeres o son resultado de conductas inapropiadas de la víctima; y, e) la idea de que los incidentes de violencia contra las mujeres siempre son de naturaleza privada.

Frente a los casos de violencia física y psicológica

"No hay persona que pueda escuchar en el hospital, todos se tapan entre ellos", declara Gladys. Lo expresado por esta usuaria describe el sentimiento de gran parte de las entrevistadas, que testimoniaron sobre experiencias de violencia física y psicológica. En los numerosos casos recogidos, las pacientes mencionaron con resignación que habían descartado efectuar reclamaciones. Las pocas que lo intentaron, desistieron de continuar buscando las vías administrativas para canalizarlas.

Martha*, quien ha sufrido violencia psicológica, además de otras violaciones a sus derechos, explica de esta manera la razón de no haber reclamado: *"No denuncié el caso por falta de dinero y porque no hay un solo caso que se haya hecho justicia"*.

El miedo a exponerse a problemas por reclamar es una constante en muchas de las usuarias; éstas acaban interiorizando que reclamar un trato humano, en el contexto de los servicios públicos, es fuente de problemas, y que obtener una atención respetuosa y cálida es un lujo que sólo se puede tener pagando: *"¿Sabe? yo prefiero evitarme problemas, así que me quedo callada. En los hospitales, así es. Si uno quiere mejor atención debe ir a un particular, y cuando no se tiene plata para esos lujos solo nos queda aguantar calladitas y quedarse pocos días, así se evita los malos tratos"*, declara Edith [3].

El sentimiento de impotencia, la apreciación sobre la inutilidad de reclamar y el desconocimiento sobre la vía para ejercer el derecho a reclamar, también son mencionados en los testimonios: *"No denuncié el hecho por la sencilla razón de no saber a quién o si nos van a hacer caso. Además, es una pérdida de tiempo y dinero"*, nos dice Antonia*. En el mismo sentido se expresa Imelda*: *"No he denunciado el hecho, siento impotencia. No hay justicia para las mujeres"*. Silvana expresa su sorpresa sobre la posibilidad de quejarse: *"Yo no sabía que uno podía quejarse. Yo sólo le dije al doctor. No sabía que hubieran lugares donde una puede quejarse cuando la tratan mal. Una no sabe pues, deberían* *decirnos".*

Otro elemento que obstaculiza la decisión de reclamar es el temor a que ello pueda implicar represalias contra ellas y su familia, por parte de los proveedores de salud, en términos de la imposibilidad de volver a acceder a los servicios del establecimiento de salud. Hilda dice: *"No me he quejado porque no se me ha ocurrido. Además no sé a dónde debo ir para quejarme. ¿Y si me quejo y después no me quieren atender? Ese es el problema. Y no tengo plata para tratarme particularmente. Creo que si digo algo me van a mandar a que me atiendan en otra parte".* El mismo temor encontramos en Isabel: *"¿Quejarme? No lo he pensado. Y ¿para qué? Tengo que traer a mi bebé al hospital para su control. Será para que me agarren cólera y después no quieran atenderle. ¡Ni hablar!".*

La propia situación vulnerable por causa del parto es señalada como un elemento que pesa en las usuarias para no reclamar: *"¿Quejarme? ¿Dónde? Además, en ese momento una está tan adolorida que no piensa en eso",* dice Margarita.

El silencio frente a violaciones a otras usuarias se debe a que las mujeres temen sufrir la misma suerte que denuncian. Así lo refleja el testimonio de Rosa: *"¿Quejarme?... Será para que no me dejen salir".* En algunos casos en que se intentaron reclamaciones, el resultado no fue favorable. Martha, quien contaba con la compañía de su esposo y su cuñado, nos relata lo siguiente: *"Mi esposo y mi cuñado estaban indignados. El director [del policlínico] se negaba, hacía decir que estaba ausente, o que no los podía atender, que volvieran otro día. Nunca pudieron conversar con el director, ni consiguieron el nombre de la obstetriz. Todo quedó ahí nomás".*

Ninguno de los casos que recogimos fue procesado judicialmente.

Frente a los casos de violencia sexual

En el Perú, quienes denuncian violación sexual u otras formas de abuso sexual, suelen enfrentar situaciones de gran hostilidad en la cadena de agentes que intervienen. Por ello, los reducidos casos que logran ingresar al circuito de la administración de justicia suelen concluir en "acuerdos de retiro de denuncia", obtenidos presionando a las víctimas o pagando retribuciones a sus familiares. Esta forma de conclusión de las denuncias de violencia sexual ha sido alentada por la concepción —que todavía cuenta con amparo legal— sobre la naturaleza privada de estos delitos, cuando se trata de violación de mujeres adultas. En el caso de adolescentes mayores de catorce años, pese a que el proceso no es privado sino público —es decir, se da con participación del Estado—, se les suele dar un trato igualmente discriminatorio.

En los testimonios y casos recogidos, la experiencia de violencia sexual sufrida por mujeres jóvenes por parte de médicos y técnicos de establecimientos públicos de salud, son revividas debido al trato degradante que recibieron por parte de los médicos legistas. Se trata de médicos pertenecientes al Ministerio Público. Las experiencias en el contexto del examen médico legista son particularmente críticas.

Erika*, una menor de 12 años, relata: *Me dijeron que me sacara la trusa y me echara en la camilla. Un doctor me jaló la vagina y me hizo doler. Me dijo que pujara. Y dijo: 'Qué raro nunca he visto un caso así'. Yo tenía vergüenza. Uno de los doctores me preguntó: '¿Desde qué edad te tocas la vagina?'. Le respondí que nunca me tocaba. […]. Después me dijo '¿Estás segura de que te lo metió o te sobó nomás?'. Cuando me hablaba parecía que era un mañoso […] El doctor me escuchó nomás, después me dijo que eso era todo y que no le contara nada a mi mamá*.

En el circuito de los médicos legistas también hemos encontrado intervenciones dirigidas a favorecer a sus colegas denunciados, como las de procurar disuadir a las agraviadas de proseguir acciones legales, interrogar imprudentemente a las víctimas, presionarlas para que acepten que la relación sexual fue voluntaria o provocada por éstas, y emitir informes en los que se pronuncian de modo genérico sobre la condición de pérdida de virginidad en las agraviadas, señalando "desfloración antigua" del himen, a fin de dar pie a que se cuestione la vida sexual de la víctima.

Marina, quien sufriera violación sexual por parte de un médico del Hospital Carlos Monge Medrano, en Juliaca, relata: *El médico legista no me quiso atender y, más aún, me ha gritado y me ha dicho: '¿Cómo te va a hacer un doctor eso?' y se ha reído de mí*. El médico legista no solo humilló verbalmente a Marina, sino que además le practicó un examen ginecológico sin usar guantes de látex porque ésta no tenía dinero para comprarlos. Finalmente, trató de disuadirla de continuar en el proceso judicial contra el médico del Hospital Carlos Monge Medrano, diciéndole: *"No camines, hija, por gusto vas a caminar, si nadie te va a hacer caso, por gusto vas a perder tu tiempo, nadie te va a creer`"*.

El encubrimiento institucional y las alianzas entre profesionales de salud han pesado significativamente en favor de la impunidad. Así, miembros del personal subalterno en los establecimientos de salud han modificado sus testimonios para favorecer la posición de los médicos denunciados por violación.

La respuesta de las autoridades de administración de justicia no es más efectiva. En el proceso judicial, los jueces se muestran sumamente benignos con los inculpados, particularmente con aquellos pertenecientes a sectores de prestigio o con poder económico. En cambio, las agraviadas suelen ser objeto de interrogatorios imprudentes y discriminatorios, y se les somete a presión psicológica para que desistan y abandonen el proceso.

De los casos de violencia sexual reportados, solo tres fueron denunciados por las víctimas. En el primero, que incluyó tentativa de violación a menor de quince años, no se sancionó ni penal ni administrativamente al médico agresor. En el segundo, se produjo el retiro de denuncia tras una serie de presiones sobre la agraviada -también menor de quince años- y sus familiares. En el tercero, luego de casi dos años de proceso judicial, la sentencia de última instancia absolvió al acusado.

Frente a los casos de prácticas contrarias al consentimiento informado

Según la apreciación de los diversos agentes de salud entrevistados, las usuarias carecen de la capacidad para decidir lo que les conviene, facultad que en la práctica de la provisión de servicios de salud reproductiva y planificación familiar es adjudicada a los agentes de salud. En consecuencia, el consentimiento informado no es entendido por los proveedores de salud como el derecho de las personas a expresar de manera autónoma y sin injerencias ni coacciones su consentimiento o no a una intervención médica. Persiste el estereotipo común de que los médicos se encuentran revestidos de la autoridad suficiente para manejar el cuerpo de las personas usuarias, amparados en el criterio de un saber del que no disponen las segundas.

En el caso de la atención materno perinatal en el Perú, la decisión de intervenir quirúrgicamente a la paciente o de realizar determinado procedimiento se encuentra virtualmente librada a los agentes de salud. Por ejemplo, en los casos que reportamos hemos encontrado la práctica de operaciones cesáreas y aun histerectomías, sin que las pacientes hayan sido informadas o advertidas de la razón de dichas intervenciones quirúrgicas.

El caso de Jéssica nos da una pista sobre un criterio que estaría ganando terreno en la atención del parto y que refleja actuaciones médicas fuertemente motivadas por prejuicios. Tal es la práctica de operaciones cesáreas por sospecharse que una mujer adolescente o joven, sin marido o pareja formal, tenga un comportamiento sexual promiscuo, lo que la pondría en una situación de transmisora potencial de ETS, con el consecuente riesgo de infectar al neonato en caso de parto natural. Por ello, Jéssica no fue informada de la razón de la cesárea. La explicación la recibió luego de realizado el procedimiento.

La respuesta institucional a las prácticas contrarias al consentimiento informado es negativa y poco transparente. El particular interés demostrado por las autoridades para descartar la existencia de abusos, ha implicado en la práctica un obstáculo para la obtención de justicia por parte de las usuarias agraviadas, particularmente de las mujeres campesinas, jóvenes y pobres.

Por ejemplo, en el caso de Magna (Tocache), las irregularidades fueron ostensibles. Centrada la preocupación de los médicos en la posible responsabilidad del personal de salud por la muerte de la Sra. Magna, el certificado de defunción se limitó a consignar: *"Muerte por paro cardio respiratorio"*. Pese a que el esposo de la Sra. Magna solicitó la autopsia del cadáver, el director del establecimiento rechazó el pedido. Al presentar la denuncia del caso ante la Defensoría del Pueblo, se pidió al MINSA que respondiera a estos cargos. Por Oficio DGSP-DPS-PF-1-30-97, del 30 de julio de 1997, el MINSA contestó que *"la muerte se debió a un proceso meningeo bacteriano, el cual no tenía relación con la ligadura de trompas"*. El resumen de la historia clínica, de fecha 2 de enero de 1997, suscrito por el director del

Hospital Rural de Tocache, reflejaba importantes inconsistencias. A nivel de la Fiscalía, en una primera oportunidad, el caso fue archivado, siendo reabierto después, y en estos momentos todavía se encuentra en la misma situación, a casi 16 meses de la muerte de la Sra. Magna.

VII. VIOLACIONES AL DERECHO A LA SALUD

La Organización Mundial de la Salud (OMS) define salud como un estado de completo bienestar físico, mental y social, y no solo la ausencia de enfermedades[173]. En aplicación de los tratados de derechos humanos, es obligación de los estados lograr la realización del derecho humano a la salud, a través de la garantía al acceso de la población a servicios de salud de calidad, sin discriminación alguna.

Sobre la base del concepto de salud, desarrollado por la OMS, el Programa de Acción de la CIPD y la Plataforma de Acción de la CCMM definen salud reproductiva como la capacidad de disfrutar de una vida sexual satisfactoria y sin riesgos de procrear, y la libertad para decidir hacerlo o no hacerlo, cuándo y con qué frecuencia. El hombre y la mujer tienen derecho a obtener información y acceso a métodos seguros, eficaces, asequibles y aceptables, de su elección, para la regulación de la fecundidad, así como el derecho a recibir servicios adecuados de atención de la salud que permitan los embarazos y los partos sin riesgos[174].

La salud sexual, por su parte, está dirigida al desarrollo de la vida y de las relaciones personales y no meramente al asesoramiento y la atención en materia de reproducción y de enfermedades de transmisión sexual[175].

En esta sección nos ocuparemos de aquellas violaciones del derecho a la salud, que incluyen el derecho a la atención de la salud reproductiva y a acceder a servicios de calidad.

1. Marco normativo

Marco legal nacional

La Constitución peruana vigente incluye el derecho a la salud entre los derechos sociales y económicos[176] y reconoce el derecho de las familias y las personas a decidir en la esfera de la reproducción. Asimismo, la Constitución de 1993 obliga al Estado peruano a defender el interés de los consumidores y usuarios, velando particularmente por la salud y la seguridad de la población[177].

Desde 1985, la Ley de Población dispone la atención a la madre en las etapas del embarazo, parto y puerperio, con la finalidad de disminuir la morbimortalidad materna, con tendencia a la gratuidad[178], e incluye la prestación de servicios médicos a quienes hayan abortado, así como el apoyo posaborto[179].

El artículo VI del Título Preliminar de la reciente Ley General de Salud declara que "es irrenunciable la responsabilidad del Estado en la provisión de servicios de salud pública. El Estado interviene en la provisión de servicios de atención médica con arreglo a principios de equidad." Esta misma ley establece que "toda persona tiene derecho a recibir en cualquier establecimiento de salud, atención médico quirúrgica de emergencia, cuando la necesite y mientras subsista el estado de grave riesgo para su vida o su salud"[180]. La denegatoria de atención, la demora, el abandono de pacientes, la impericia o la imprudencia por parte de un médico u otro profesional de la salud pueden suscitar, en términos legales, acciones penales por "exposición a peligro o abandono de personas en peligro"[181].

La Ley General de Salud reconoce también el derecho de las personas usuarias a que se les brinde información veraz, oportuna y completa sobre las características del servicio, las condiciones económicas de la prestación y demás términos y condiciones del servicio; y a exigir que cumpla con niveles de calidad aceptados en los procedimientos y prácticas profesionales[182]. Las personas están facultadas a recibir información en materia de salud, sin explicar la causa del requerimiento.[183]

En 1981, el MINSA creó un sistema escalonado de costos para la atención de la salud, en función del tipo de servicios y de la situación de determinados grupos vulnerables de la población, especialmente los rurales y urbano marginales[184]. La norma que establece dicho sistema declara la gratuidad de los servicios básicos, medicamentos y exámenes para diagnóstico y tratamiento en los centros de salud, así como las consultas, servicios de emergencia, hospitalización, medicamentos y exámenes auxiliares en los hospitales locales[185]. La atención del embarazo, parto y puerperio es considerada gratuita en los servicios públicos de salud[186]. También lo es los casos de personas indigentes.[187]

En la red de establecimientos del MINSA y del IPSS, la gratuidad de las prestaciones de planificación familiar ha sido dispuesta por una norma expresa, aunque de jerarquía inferior a las leyes[188]. Sin embargo, no se consideró expresamente la gratuidad de la atención de las complicaciones, por ejemplo, en el caso de anticoncepción quirúrgica. En la práctica, tales costos recayeron sobre las usuarias, como veremos en las experiencias recogidas.

Marco legal internacional

La Declaración Universal de los Derechos Humanos (DUDH) reconoce el derecho de las personas a lograr un estándar adecuado de salud, entre otros, para lograr el bienestar[189]. A diferencia de la DUDH, el Pacto de Derechos Económicos, Sociales y Culturales (PDESC) contiene una provisión - artículo 12 - específicamente elaborada para la protección de la salud. Este artículo, además de reafirmar el derecho de las personas a gozar el más alto nivel posible de salud física y mental[190], desarrolla las obligaciones de los estados para lograr dicho estándar y protege a grupos de la población especialmente vulnerables[191]. Entre las medidas que deben adoptar los estados, son prioritarias aquellas dirigidas a reducir la mortalidad materna, prevenir, tratar y controlar epidemias y enfermedades, y mejorar la higiene ambiental e industrial. De acuerdo al PDESC, los estados deben crear condiciones que aseguren atención y servicios médicos para todos, en caso de enfermedad[192].

Por su parte, la Convención de la Mujer incluyó en el artículo 12, numeral 1, la obligación de adoptar todas las medidas apropiadas para eliminar la discriminación contra la mujer en la esfera de la atención médica, a fin de asegurar, en condiciones de igualdad entre hombres y mujeres, el acceso a servicios de atención médica, incluyendo los referidos a la planificación de la familia. En el numeral 2 del mismo artículo, quedó comprendida la obligación de los Estados Parte de garantizar a las mujeres servicios apropiados en relación con el embarazo, el parto y el período posterior al parto, proporcionando servicios gratuitos cuando fuere necesario. La Convención de la Mujer protege específicamente el acceso de las mujeres rurales a servicios de salud adecuados, incluidos la información, consejería y servicios de planificación familiar[193].

En el Sistema Interamericano, la Declaración Americana de los Derechos y Deberes del Hombre, atendiendo a la situación particular del embarazo, indicó el derecho a protección, cuidado y ayuda especiales a toda mujer en estado de gravidez o en época de lactancia[194]. El Protocolo de San Salvador contiene un desarrollo importante del derecho a la salud. Además de reconocer el derecho de las personas a gozar del estándar más alto posible de salud física y mental, establece que los Estados Parte reconocen la salud como un 'bien público', y describe un conjunto de medidas para el cumplimiento de ese derecho por los estados[195]. Tales medidas son: a) la atención básica a la salud debe estar disponible para todos los miembros de la comunidad; b) los beneficios de los servicios de salud deben alcanzar a todas las personas sujetas a la jurisdicción del Estado; c) el Estado debe garantizar vacunación universal contra las enfermedades contagiosas; d) prevenir y proveer tratamiento para estas enfermedades, para las ocupacionales y otras; e) educar a la población sobre la prevención y tratamiento de los problemas de salud; y f) satisfacer las necesidades de salud de los grupos de más alto riesgo y aquellos cuya pobreza los coloca en situación de especial vulnerabilidad[196].

2. Experiencias recogidas

*(El número entre corchetes [ ] da cuenta de la cantidad de personas que han relata-
do una experiencia similar a la que se destaca en el texto transcrito.)*

> *"cuando las mujeres parturientas llegan a la Maternidad por Emergencia,
> deben contar con el 50% del total del costo y abonarlo"*
> *"Mi esposo fue a hablar con la asistenta social porque no teníamos plata.
> Ella le dijo que no me podía quedar si no dejaba algún depósito. Él le
> ofreció traer la plata mañana. La asistenta igual no quería.Yo, en
> emergencia, seguía perdiendo sangre..."*

Los testimonios que dan cuenta de experiencias que vulneran el
derecho de las mujeres a la salud, y en particular el derecho a la atención
de su salud reproductiva, son numerosos y proceden de diversas localidades
del país. Adicionalmente a las experiencias de violencia y discriminación
que alejan a las mujeres de los servicios públicos de salud, el cobro de
tarifas es la otra modalidad sistemática más evidente entre aquellas que
impiden el acceso de las mujeres a la atención de su salud reproductiva. En
esta sección nos concentraremos en este último aspecto.

La denegatoria de atención o demorar la prestación de servicios por
causa de no contar con recursos económicos es una práctica extensamente
documentada a través de los casos recogidos. Patricia tenía tres meses de
embarazo en noviembre de 1996, cuando le sobrevino una hemorragia
vaginal abundante. A las 10 de la noche llegó, primero, al Hospital San José,
pero el vigilante le informó que no había ningún médico de turno, por lo
que acudió al Hospital Daniel Alcides Carrión del Callao. El médico la
revisó y le dijo que tenía un aborto. *"Me preguntó qué había hecho -manifiesta
Patricia.Yo le dije que el embarazo me había chocado [...]Me dijo que tenía que
hacerme una limpieza interna. Mi esposo fue a hablar con la asistenta social porque
no teníamos plata. Ella le dijo que no me podía quedar si no dejaba algún depósito.
Él le ofreció traer la plata mañana. La asistenta igual no quería.Yo, en emergencia,
seguía perdiendo sangre. Como a las dos de la mañana, el doctor le dijo a la asistenta
social que debía internarme porque, si no, me iba a morir desangrada. Tenía 7 de
hemoglobina, estaba morada.Tenía frío, no me sentía bien, estaba débil.Tenía miedo,*

creía que ahí nomás me iba a morir".[5]

En los casos de mujeres en condiciones económicas desfavorables, el sistema tarifario ha afectado severamente su derecho a acceder a la atención de su salud reproductiva, propiciando simultáneamente experiencias de violencia y prácticas contra el consentimiento informado. Debido a la magnitud de las denuncias, se decidió investigar cuál era el sistema tarifario vigente en diversos hospitales. Los siguientes son los resultados.

INSTITUTO MATERNO PERINATAL

Primera Visita
Fecha y hora de la visita: 13 de febrero de 1997, 10:00 a.m.
Persona entrevistada: Encargada de la Caja
Resultados de la averiguación.

Costos por atención de parto: El parto normal que entra por emergencia oscila entre los 200 Soles (US$80) y 250 soles (US$100). Dicho pago incluye atención por parto y dos días de hospitalización. Las medicinas corren por cuenta de la usuaria y cuestan aproximadamente entre 50 (US$20) y 100 soles (US$40). Si se trata de un caso de cesárea, los costos suben aproximadamente a unos 400 o 450 soles (US$160 y US$180, respectivamente). Este pago incluye cuatro días de hospitalización. Las medicinas también son adquiridas por la paciente, y oscilan entre los 50 y los 100 soles, aproximadamente. Si la paciente sufre algún tipo de complicaciones y tiene que quedarse por más días, por cada día de hospitalización debe pagar 12 soles.

Costos por control del embarazo: Las pacientes deben pagar 1 sol por tarjeta de consulta, 6 soles por examen de Papanicolau y 3 soles por consulta. Estos son los costos iniciales. Cada nueva consulta se paga, además de la medicina y análisis que el médico indique.

Segunda Visita
Fecha y hora de la visita: 13 de febrero de 1997, 10:30 a.m.
Persona entrevistada: Asistente Social de Turno

Resultados de la averiguación.

Costos por atención de parto: Confirmó los costos indicados por la persona encargada de la caja y añadió: *"cuando las mujeres parturientas llegan a la Maternidad por Emergencia, deben contar con el 50% del total del costo y abonarlo. Si es para parto normal, por lo menos 100 soles, y si es para cesárea, 200 soles".* Al final de la atención, y de acuerdo a su situación económica, la asistente social encargada del pabellón del hospital decide si paga la paciente el 50% restante o un porcentaje del mismo. La entrevistada indicó que *"actualmente es muy difícil, o mejor dicho casi imposible, que a una persona se le pueda exonerar del pago total por atenderse en el parto."*

HOSPITAL MARÍA AUXILIADORA - SAN JUAN DE MIRAFLORES
Visita Unica
Fecha y hora de la visita: 13 de febrero de 1997, 3:30 p.m.
Persona entrevistada: Encargada de la Caja
Información suministrada:

Costos por atención del parto: El parto normal está costando 90 soles (US$35), este monto incluye atención al momento de dar a luz y dos días de hospitalización. Pero no comprende medicinas y éstas "varían según cada paciente". Si a la parturienta se le realiza una cesárea, ésta cuesta 380 soles (US$150), e incluye la operación más tres días de hospitalización, sin contar el precio de las medicinas, que corren por cuenta de la paciente, la cual, al momento de ser hospitalizada, debe dejar 70 soles (US$27) de garantía.

CENTRO DE SALUD DE SAN LORENZO
(DEPARTAMENTO DE LORETO)
Visita Unica
Fecha de la visita: 3 de febrero de 1998, 11:00 a.m.
Persona entrevistada: Proveedor del Centro de Salud
Lista de Tarifas[197]:

Costos sobre maternidad: Al visitar este centro de salud pudimos observar que exhibía una lista de precios en la entrada. Cabe señalar que el establecimiento se halla ubicado en un poblado en la ribera del río Marañón, cuya población, así como la de los caseríos circundantes (mayoritariamente mestiza e indígena), se encuentra en situación de extrema pobreza. La atención del parto natural cuesta 20 soles (algo más de 7 dólares) y con intervención quirúrgica, 80 soles (unos 30 dólares). A dichos costos hay que añadir el valor por día de hospitalización, exámenes y medicinas. Las mujeres entrevistadas declararon que la mayoría prefería dar a luz en sus casas por no estar en capacidad de pagar tales precios.

Esta muestra de casos expone las deficiencias y vacíos en la regulación de áreas tan cruciales para el acceso a la salud de las mujeres, como es el costo de los servicios de maternidad. El incumplimiento del derecho a la gratuidad de tales servicios por el Estado peruano, reconocida y garantizada por las leyes nacionales y las normas de derechos humanos arriba citadas; el desconocimiento por parte de los usuarios de la autoridad pública encargada de fijar las tarifas en cada establecimiento; y la arbitraria y subjetiva aplicación de las mismas por los trabajadores de salud, han devenido en la práctica sistemática de abusos contra las usuarias de los servicios públicos de salud en el Perú.

En los establecimientos analizados en esta muestra, los costos de medicina, analgésicos e incluso anestésicos para el tratamiento de la salud materna, corren casi siempre por cuenta de la usuaria.

La deuda hospitalaria que contraen las mujeres en la atención de su salud reproductiva se convierte también en una oportunidad para que las usuarias de esos servicios sean coactadas o inducidas a adoptar un método anticonceptivo definitivo. Una trabajadora de salud del Hospital María Auxiliadora (Cono Sur de Lima) nos reveló que en dicho centro se ofrece a las mujeres que acuden para ser atendidas por parto o abortos incompletos, la condonación de la deuda hospitalaria si éstas acceden a ligarse las trompas de falopio.

3. Respuesta institucional

En noviembre de 1996, en el contexto de la presente investigación, se realizó una consulta a diversos funcionarios del MINSA sobre los criterios y autoridades encargadas de la fijación de las tarifas en los establecimientos de salud, especialmente las de servicios de maternidad. Estos indicaron que el costo por la atención de un parto es fijado por y según los criterios de cada establecimiento de salud. Preguntados sobre la base legal que ampararía esta decisión ejecutiva, se remitieron a una norma de 1990 sobre la atención de 'servicios de clínica' dentro de los hospitales (R.M. 071-90-SA/DM) y al Reglamento General de Hospitales del Sector Salud (Decreto Supremo N° 005-90-SA).

Sin embargo, la primera norma mencionada trata del régimen de creación de clínicas o servicios especiales pagados que pueden brindar los establecimientos de salud a particulares que los soliciten y puedan pagarlos, con el objetivo de generar fondos propios y sin excluir los servicios regulares que los hospitales están obligados a prestar a la población. La segunda norma no se refiere absolutamente al tema en cuestión. Los funcionarios entrevistados desconocían o no supieron responder acerca de la vigencia del Decreto Supremo 019-81-SA, que establece la gratuidad en la atención del embarazo, parto y puerperio.

El Ministro de Salud, en declaraciones hechas públicas por los medios de prensa, entre los meses de mayo y junio de 1997, señaló que, a partir del año 1998 se concedería la gratuidad en la atención del parto[198]. Este anuncio hasta ahora no ha sido concretado en una norma legal.

VIII. DISCRIMINACIÓN Y MUJERES EN SITUACIÓN VULNERABLE A LA VIOLENCIA

1. Marco normativo

Marco legal nacional

La Constitución peruana afirma el principio de no discriminación e igualdad[199]. La Ley General de Salud (1997) establece que "el Estado interviene en la provisión de servicios de atención médica, con arreglo a principios de equidad"[200]. Adicionalmente, obliga a todos los establecimientos de salud, públicos y privados, a prestar atención médica o quirúrgica de emergencia a todo aquel que lo necesite y mientras exista grave riesgo de su salud o de su vida[201].

Marco legal internacional

La DUDH constituye la base fundacional de la protección internacional contra la discriminación[202]. El PDESC y el PDCP afirman el principio de igualdad y no discriminación en términos similares, al proteger a las personas contra la discriminación basada en la raza, color, sexo, idioma, religión, opinión, nacionalidad, origen social, propiedad, nacimiento o razones de otra índole[203]. En la DUDH y otros tratados, como el PDCP y la Convención de la Mujer, la administración equitativa de la justicia es el componente esencial del principio de no discriminación[204].

En el desarrollo de la protección internacional contra la discriminación y la búsqueda de igualdad efectiva para todas las personas, diversos tratados universales y regionales han distinguido el 'tratamiento diferenciado permisible' de la 'discriminación prohibida' por las leyes internacionales[205]. En 1979, el artículo 4 de la Convención de la Mujer establece que las 'medidas especiales de carácter temporal, encaminadas a acelerar la igualdad de facto' entre hombres y mujeres, 'no se considerarán discriminación en la forma definida en la presente Convención.' Este instrumento reconoce también la situación de vulnerabilidad de determinados grupos de mujeres y obliga a los estados a implementar medidas de protección especiales para estos grupos.

Según el artículo 14 de la Convención de la Mujer, los Estados Parte deben tener en cuenta los problemas especiales a que hace frente la mujer rural, obligándose a adoptar todas "las medidas apropiadas para eliminar la discriminación contra la mujer en las zonas rurales, a fin de asegurar, en condiciones de igualdad entre hombres y mujeres, su participación (…) en el desarrollo rural y en sus beneficios"; en particular, le asegurarán el derecho a: "b) Tener acceso a servicios adecuados de atención médica, inclusive información, asesoramiento y servicios en materia de planificación de la familia […]; y h) Gozar de condiciones de vida adecuadas, particularmente en las esferas de la vivienda, los servicios sanitarios, la electricidad y el abastecimiento de agua, el transporte y las comunicaciones[206].

Reconociendo el problema de las diversas formas de discriminación que se dan en el campo de la salud, la Comisión sobre Derechos Humanos concluyó que "todos los derechos humanos deben aplicarse a todos los pacientes sin excepción y que la no discriminación en el campo de la salud debe comprender a todas las personas en todas las circunstancias."[207]

Algunos grupos de mujeres en situación de vulnerabilidad se encuentran más expuestos a la violencia en todos los espacios de su vida, incluido el de la salud. Este hecho ha sido reconocido por la Convención de Belem do Pará, la cual responsabiliza a los estados de adoptar medidas, debiendo tener especialmente en cuenta la situación de vulnerabilidad a la violencia que pueda sufrir la mujer, en razón, entre otros motivos, de su raza o condición étnica, de su situación de migrante, refugiada o desplazada, de su embarazo, discapacidad, minoría de edad, ancianidad, situación económica desfavorable o el hecho de que se vea afectada por conflictos armados o por la privación de su libertad[208].

2. Experiencias recogidas

"Cuando íbamos al pueblo para hacernos ver ni caso nos hacían; en el hospital, como asco nos tenían."

"Yo no había tomado las píldoras que me recetó porque me dio miedo, y como tampoco me había explicado la obstetriz cómo tomarlas [...], no lo hice. Ahora, ¿cómo voy a tener un niño si no tengo dinero?"

El análisis del perfil socioeconómico de las mujeres afectadas por la violencia en los servicios públicos de salud, que se refleja en este informe, demuestra fehacientemente que la discriminación y violencia de género adquiere expresiones específicas y/o más severas para algunos grupos de mujeres, por causa de condiciones económicas desfavorables, prejuicios raciales, por su condición étnica, edad y nivel educativo.

De la totalidad de los testimonios y casos recogidos en este informe, 72,5% pertenece a mujeres que viven en condiciones de extrema pobreza, en las cinco localidades principales que se analizan. El 62,5% de las víctimas de violencia en los servicios públicos de salud son mujeres entre 15 y 30 años de edad; todas las víctimas de violencia sexual eran menores y jóvenes entre 12 y 23 años de edad. El 65% de las mujeres entrevistadas no tienen un trabajo remunerado.

Los testimonios de mujeres de localidades rurales, que constituyen el 60% del total de los casos reportados, reflejan una particular exposición a abusos y a experiencias de discriminación en la atención de su salud sexual y reproductiva. Las mujeres del campo en el Perú, en particular quienes habitan las localidades más distantes, son mayoritariamente indígenas, muchas de ellas monolingües (quechua-hablantes), analfabetas o con niveles muy bajos de escolaridad. Este factor las expone a sufrir abusos sistemáticos por parte de los proveedores de salud[209]. Además, como se ilustra en los pocos casos de violencia denunciados por las víctimas, las mujeres rurales o indígenas tienen una posibilidad muy reducida de obtención de justicia en contextos en los cuales los proveedores de salud, principalmente los médicos, forman parte de la élite de poder social y económico de la comunidad.

En la prestación de los servicios de planificación familiar, los testimonios de las mujeres rurales revelan que, pese a que muchas presentaban condiciones de salud no indicadas para la implantación de un determinado método anticonceptivo, es decir, padecían de infecciones vaginales, tuberculosis, anemia, desnutrición, obesidad, infecciones pélvicas crónicas, etc., se les recetó, implantó o practicó tratamientos y procedimientos que resultaron en desmedro de su salud y, en algunos casos, de su vida. Tampoco se consideraron las condiciones de vida, la actividad ni la frágil posición de las mujeres en la estructura familiar, dando lugar a conductas de riesgo con consecuencias graves sobre la salud de las mujeres. En las localidades rurales, participó con frecuencia personal no calificado y las intervenciones quirúrgicas se realizaron en lugares no adecuados. Esta situación fue reconocida públicamente por la propias asociaciones de profesionales médicos[210].

Las mujeres pobres, tanto las que viven en zonas urbano marginales como las rurales, dan cuenta de un comportamiento estatal, en el terreno de la salud, que es inconsistente con los estándares nacionales e internacionales de derechos humanos: por un lado, sufren diversas formas de trato degradante y humillante, incluso negativa de atención en materia de salud sexual y reproductiva; y, por otro lado, las acosan y persiguen para que adopten métodos de anticoncepción definitiva. Además, el MINSA enfatiza la gratuidad en la provisión de anticoncepción quirúrgica con carácter temporal, mientras que, por otro lado, aplica tarifas inaccesibles a las posibilidades económicas de estas mujeres, para el parto y otras necesidades básicas en salud reproductiva.

Las experiencias de discriminación vividas por las mujeres en situación de vulnerabilidad, en los servicios públicos de salud, incrementan la desconfianza hacia estos y las expone a prácticas inseguras para resolver sus necesidades de salud y/o privándolas de la posibilidad de implementar sus decisiones ante la falta de garantías de que sus derechos humanos serán respetados.

3. Respuesta institucional

La igualdad en el acceso a los servicios de salud para las mujeres peruanas queda reducido al plano de la igualdad formal, declarada en la Constitución Política y en la Ley General de Salud. Ni las leyes ni las políticas en materia de salud reproductiva y planificación familiar han creado las condiciones propicias para garantizar el respeto a la igualdad en el trato, el acceso y la calidad de los servicios para las mujeres pobres, las jóvenes, mujeres indígenas y rurales.

El *PSRPF 1996-2000* empleó un lenguaje de equidad y afirmó como fundamento la intención de democratizar el acceso a los servicios de salud reproductiva y planificación familiar, a fin de que las mujeres más pobres pudieran acceder a la más amplia gama de métodos anticonceptivos[211]. Sin embargo, en el terreno de la implementación de las políticas, la democratización aludida significó, más bien, privilegiar un método (anticoncepción quirúrgica) sobre los demás y abandonar otras necesidades críticas de la salud reproductiva de las mujeres, tales como cuidado pre y posnatal, parto, enfermedades de transmisión sexual y otras, haciendo recaer sobre la economía de las usuarias el costo de la atención de su salud en estas áreas.

Para las autoridades político administrativas responsables de la formulación de las normas, políticas y programas sobre salud reproductiva y planificación familiar, aún prevalecen indicadores de productividad y criterios económicos en la toma de decisiones. Las mujeres pobres y en extrema pobreza son la población considerada de atención prioritaria en el *PSRPF 1996-2000*[212]. Este grupo, sin embargo, es tomado como un conglomerado homogéneo, sin distinguir las condiciones de diversidad que determinan impactos distintos entre las mujeres pobres, tales como edad, condición étnica, zona de residencia, contexto cultural y otros factores que marcan impactos diferentes en la aplicación de las políticas y programas.

IX. ANEXOS

Anexo 1

LISTADO DE INSTRUMENTOS JURÍDICOS APLICABLES:
LEGISLACIÓN INTERNA, INSTRUMENTOS DE LOS SISTEMAS
REGIONAL Y UNIVERSAL DE PROMOCIÓN Y PROTECCIÓN DE
DERECHOS HUMANOS.

Normas nacionales

Constitución Política del Perú de 1993
Artículos 1, 2 (num. 1, 2, 3, 5, 7, 20, 24 lit. a, b, h), 4, 6, 7, 9, 10, 39, 55,
65, 89, 139 (num. 2, 3, 16), 162.

Código Civil (Decreto Legislativo N° 295, 24 de julio de 1984)
Artículos 3, 4, 5, 202, 210, 214, 215, 216, 217, 218, 219, 221, 1321,
1331, 1332.

Código Penal (Decreto Legislativo N° 638, 25 de abril de 1991)
Artículos 16, 20, 21, 36, 46, 50, 57, 58, 59, 60, 61, 62, 64, 65, 66, 68, 83,
92, 93, 95, 111, 114, 115, 116, 117, 118, 119, 120, 121, 122, 123, 124,
125, 128, 151, 152, 170, 171, 172, 173, 174, 175, 176, 177, 178, 184,
290, 376, 405, 440, 441, 442.

Ley General de Salud (Ley N° 26842, publicada el 20 de julio de 1997).
Artículos I, II, III, IV, V, VI, VIII, IX, XI, XII, XVIII, 2, 3, 4, 5, 6, 7, 13, 14,
15, 17, 22, 23, 25, 26, 27, 28, 29, 30, 31, 34, 35, 36, 37, 38, 39, 40, 41,
42, 43, 44, 47, 48, 120, 122, 123, 125, 126, 134, 135, Disposiciones
Quinta y Sexta.

Ley de Política Nacional de Población (aprobada por Decreto Legislativo

N° 346, 1985, modificada por Ley 26530, 1995)
Artículos III, IV, V, VI, 1, 22, 23, 24, 25, 28, 29, 30, 34.

Código Sanitario (Decreto Ley N° 17505, 18 de marzo de 1969) Derogado por la Ley General de Salud.

Decreto Supremo 019-81-SA (1981)

R.M. 572-95-SA/DM (1995)

Normas del Sistema Universal de Protección de los Derechos Humanos

Declaración Universal de los Derechos Humanos (DUDH)
Adoptada y proclamada en París por la Asamblea General de la ONU, en su resolución 217 A (III), del 10 de diciembre de 1948. Aprobada en el Perú mediante Resolución Legislativa N° 13282, el 15 de diciembre de 1959.
Artículos 1, 2 numeral 1, 3, 5, 7, 8, 12, 22, 25.

Pacto Internacional de Derechos Civiles y Políticos (PIDCP)
Adoptado por la Asamblea General de las Naciones Unidas en su resolución 2200 A (XXI), del 16 de diciembre de 1966. Entró en vigor el 23 de marzo de 1976. Aprobado por el Perú mediante Decreto Ley N° 22128, el 28 de marzo de 1978. Instrumento de ratificación depositado el 12 de abril de 1978.
Artículos 2, 3, 7, 9, 16, 17, 26, 27.

Pacto Internacional de Derechos Económicos, Sociales y Culturales (PDESC)
Adoptado por la Asamblea General de las Naciones Unidas en su resolución 2200 A (XXI), del 16 de diciembre de 1966. Entró en vigor el 3 de setiembre de 1976. Aprobado por el Perú mediante Decreto Ley N° 22129, el 28 de marzo de 1978. Instrumento de ratificación depositado el 12 de abril de 1978.
Artículos 2, 3, 9, 10, 12.

Convención sobre la Eliminación de todas las Formas de Discriminación contra la Mujer (Convención de la Mujer)
Adoptada por la Asamblea General de la ONU en su Resolución 34/180,

del 18 de diciembre de 1979. Entró en vigor el 3 de setiembre de 1981. Aprobada por el Perú mediante Resolución Legislativa N° 23432, el 4 de junio de 1982. Ratificada el 20 de agosto de 1982.
Artículos 1, 2, 3, 4, 5, 12, 14, 16.

Declaración sobre la Eliminación de la Violencia contra la Mujer, proclamada en la Asamblea General de la ONU, en el cuadragésimo séptimo período de Sesiones, el 1 de diciembre de 1993.
Artículos 1, 2, 3, 4.

Convención contra la Tortura y otras Penas o Tratos Crueles, Inhumanos o Degradantes (CTT)
Adoptada por la Asamblea General de la ONU en su Resolución 39/46, del 10 de diciembre de 1984. Entró en vigor el 26 de junio de 1987. Depositado el instrumento de ratificación por el Perú el 7 de julio de 1988.
Artículos 1, 2, 4.

Normas del Sistema Interamericano de Protección de los Derechos Humanos

Declaración Americana de los Derechos y Deberes del Hombre
Aprobada en la IX Conferencia Internacional Americana, Bogotá de 1948.
Artículos I, II, VII.

Convención Americana sobre Derechos Humanos, conocida también como Pacto de San José de Costa Rica. Suscrita en San José de Costa Rica, el 22 de noviembre de 1969, en la Conferencia Especializada Interamericana sobre Derechos Humanos. Aprobada por el Perú mediante Decreto Ley N° 22231, del 11 de julio de 1978. Ratificada por la décimosexta Disposición Final y Transitoria de la Constitución Política de 1979. Perú aceptó la competencia de la Corte Interamericana de Derechos Humanos, el 21 de enero de 1981.
Artículos 1, 4, 5, 7, 11, 24, 25, 26.

Convención Interamericana para Prevenir, Sancionar y Erradicar la Violencia contra Mujer (Convención de Belem do Pará)
Adoptada por la Asamblea General de los Estados Americanos en la VII Sesión Plenaria, el 9 de junio de 1994. Fue aprobada por el Congreso de la República del Perú mediante Resolución Legislativa N° 26583, del 25 de

marzo de 1996. Ratificada el mismo año por el Presidente de la República. Artículos 1, 2, 3, 4, 5, 6, 7, 8, 9, 10, 11, 12.

Protocolo Adicional a la Convención Americana sobre Derechos Humanos en materia de Derechos Económicos, Sociales y Culturales. Conocido también como Protocolo de San Salvador. Suscrito en San Salvador, en el décimo octavo Período Ordinario de Sesiones de la Asamblea General de la OEA, el 17 de noviembre de 1988. Aprobado en el Perú por Resolución Legislativa N° 26448, el 28 de abril de 1995. Instrumento de ratificación depositado el 4 de junio de 1995.

Anexo 2

DOCUMENTOS DE CONFERENCIAS MUNDIALES

Conferencia Mundial de Derechos Humanos (CMDH), Viena, 25 de junio de 1993, aprobó la Declaración y Programa de Acción de Viena.

Conferencia Internacional sobre la Población y el Desarrollo (CIPD), El Cairo, setiembre de 1994, aprobó la Declaración y Programa de Acción de El Cairo.

Cumbre Mundial sobre Desarrollo Social (CMDS), Copenhague, del 6 al 12 de marzo de 1995.

Cuarta Conferencia Mundial de la Mujer (CCMM), setiembre de 1995, aprobó la Declaración y Plataforma de Acción de Beijing.

Reunión Regional Preparatoria de la CCMM, Santiago de Chile, del 16 al 18 de noviembre de 1994, aprobó el Programa de Acción Regional para las Mujeres de América y el Caribe, 1995-2000.

Anexo 3

LISTADO DE DOCUMENTOS DE POLÍTICAS Y PROGRAMAS GUBERNAMENTALES REVISADOS

Programa Nacional de Atención a la Salud Reproductiva de la Familia 1992-1995, Ministerio de Salud, noviembre de 1992.

Manual de Salud Reproductiva: Métodos y Procedimientos (MSR), aprobado por Resolución Ministerial N° 0738-92-SA/DM.

Normas Técnico Administrativas para la atención integral de la salud materno perinatal, Sub Programa de Salud Materno Perinatal, aprobadas por Resolución Ministerial N° 709-94-SA/DM, 1994.

Lineamientos de Política de Salud 1995-2000. Un Sector Salud con Equidad, Eficiencia y Calidad, 1995.

Programa de Salud Reproductiva y Planificación Familiar 1996-2000 (PSRPF), Dirección General de Salud de las Personas, Dirección de Programas Sociales, aprobado por Resolución Ministerial N° 071-96-SA/DM, el 6 de febrero de 1996.

Guías Nacionales de Salud Reproductiva, aprobadas por R.M. 495-97-SA/DM. (1997).

Anexo 4

CÓDIGOS Y NORMAS DE ÉTICA NACIONALES E INTERNACIONALES

Nacionales

Código de Ética y Deontología del Colegio Médico del Perú, aprobado por Resolución N° 8 CM-CN, el 12 de marzo de 1970.

Internacionales

Declaración de Ginebra de la Asociación Médica Mundial (Juramento de Fidelidad Profesional), adoptada por la Asamblea General de la Asociación Médica Mundial (Ginebra, setiembre de 1948), enmendada por la 22 Asamblea Médica Mundial (Sydney, agosto de 1968).

Código Internacional de Ética Médica, adoptado por la III Asamblea General de la Asociación Médica Mundial (Londres, octubre de 1949) y enmendado por la 22 Asamblea Médica Mundial (Sydney, agosto de 1968) y la 35 Asamblea Médica Mundial (Venecia, octubre de 1983).

Código de las Enfermeras. Conceptos Éticos Aplicados a la Enfermería, adoptado por el Consejo Internacional de Enfermeras en mayo de 1973.

Carta de Derechos del Paciente (Declaración de Lisboa), adoptada por la 34 Asamblea Médica Mundial - Lisboa, setiembre-octubre de 1981.

Declaración de Derechos del Paciente, aprobada por la Asamblea de la Asociación Americana de Hospitales, el 6 de febrero de 1973.

Carta del Enfermo Usuario del Hospital, aprobada por la XX Asamblea Plenaria del Comité Hospitalario de la Comunidad Europea, de mayo de 1979.

Principios de Ética Médica aplicables a la Función del Personal de Salud, especialmente los Médicos en la Protección de Personas Presas y Detenidas, Contra la Tortura y otras Penas o Tratos Crueles, Inhumanos o Degradantes (Consejo de Organizaciones Internacionales de Ciencias Médicas), aprobados por la Asamblea General de la ONU, A/RES/37/194, el 9 de marzo de 1983.

X. BIBLIOGRAFÍA CITADA

AMERICA`S WATCH, *All Too Familiar. Sexual Abuse of Women in U.S. State Prisons*, New York, 1996; 347 + XVI pp.

AMERICA`S WATCH, *Criminal Injustice, Violencia Against Women in Brazil,* New York, 1991; 71 pp.

BANDARAGE, Asoka, *Women, Population and Global Crisis*, Washington, Ed. Library of Congress Cataloging in Publication Data, 1997; 397 pp.

BOBBIO, Norberto, *The Age of Rights*, Londres, Ed Polity Press, 1990; 105 pp. Traducción de Allan Cameron.

CAREAGA PEREZ, Gloria y otros, *Etica y Salud reproductiva*, México, Ed. Miguel Angel, Programa Universitario de Estudios de Género; 60 pp.

CONAPO, *Ley de Política Nacional de Población*, Lima, Ed. Trama, 1995; 38 pp.

COOK J., Rebecca, *International Protection of Women`s Reproductive Rights*", EE.UU., 1992; 726 pp.

COOK J., Rebecca, "State Responsibility for Violations of Women`s Human Rights", En: *Harvard Human Rights Journal*, Vol. 7, EE.UU.; pp. 126-175.

COOK J., Rebecca, *Derechos Humanos de la Mujer, Perspectivas Nacionales e Internacionales*, Bogotá, Ed. PROFAMILIA, 1997; 602 pp.

COOK J., Rebecca, *Considerations for Formulating Reproductive Health Laws* (Draft), 1997, 67 pp.

CONSORCIO MUJER, *La Calidad de Atención en Salud Reproductiva, en una muestra de Centros y Puestos de Salud de Cusco, Lima, Piura y Tarapoto*, Auspiciado por Fundación Ford, Lima, 1995; 38 pp.

CONSORCIO MUJER, *Servicios Públicos de Salud, Calidad de Atención y Participación Ciudadana dirigida a Mujeres*, Cusco, 1995; 33 pp.

CRLP - DEMUS, *Mujeres del Mundo: Leyes y Políticas que afectan sus vidas reproductivas, América Latina y el Caribe*, Lima, Ed. Centro Legal para Derechos Reproductivos y Políticas Públicas (CRLP), 1997; 215 pp.

FAMILY CARE INTERNATIONAL, *Compromisos para la salud y los Derechos Sexuales y Reproductivos de todos*, Nueva York, 1995; 62 pp.

FNUAP, *Población, Potenciación, Desarrollo, Acción para programar el cambio*, EE.UU.; 16 pp.

FNUAP, *Cuestiones de Población*, EE.UU.; 23 pp.

HUNT, Paul, *Reclaiming Social Rights: International and Comparative Perspectives*, Great Britain, 1996.

INEI, *Proyecciones Departamentales de la Población 1995-2000*, Lima, 1996.

INEI, *Perú: Población Total por Area Urbana y Rural, según departamentos, provincias y distritos*, Lima, 1995.

INEI, *El Analfabetismo en el Perú*, Lima, 1995.

INEI, *Estado de la Niñez, la Adolescencia y la Mujer en el Perú 1995*, Lima, 1995.

INEI, *La Mujer en el Perú: Características Demográficas, Sociales y Económicas según los Censos Nacionales de Población y Vivienda*, Lima, 1995.

INEI, *Encuesta Nacional sobre Salud*, Lima, 1992.

INEI, *Encuesta Nacional sobre Salud*, Lima, 1996.

INTERNATIONAL HUMAN RIGHTS LAW GROUP, *Women`s Human Rights:*

Follow-up to Vienna, Training and Reference Manual, Washington D.C., 1993.

LASSONDE, Louise, *Los Desafíos de la Demografía. ¿Qué calidad de vida habrá en el siglo XXI?*, México, Ed. Fondo de Cultura Económica, 1997; 262 pp.

MANARELLI, María Emma, *Diagnóstico de la Salud Reproductiva de la Mujer en el Perú*, Lima, Centro de la Mujer Peruana "Flora Tristán", 1997 (mimeo).

MINISTERIO DE SALUD, *Normas Técnicas Administrativas para la atención integral de la Salud Reproductiva de Adolescentes*, Lima, 1996; 23 pp.

MINISTERIO DE SALUD, *Presentación del Sr. Ministro de Salud, Dr. Marino Costa Bauer, ante la Comisión Especial de la Mujer del Congreso de la República*, Lima, diciembre 1996; 45 pp.

MINISTERIO DE SALUD, *Informe Técnico N° 2: Fecundidad, Planificación Familiar y Salud Reproductiva en el Perú*, Lima, 1995; 102 pp.

MINISTERIO DE SALUD, *Manual de Normas y Procedimientos para Actividades de A.Q.V.*, Lima, 1997; 52 pp.

ONU, *Manual on Human Rights Reporting, under Six Major International Human Rights Instruments*, New York, 1991; 203 pp.

OPS (Organización Panamericana de la Salud), "Códigos Internacionales de Etica", En: *Biomédica: Temas y Perspectivas*, Washington D.C., 1990; pp. 221-225 y 239-244.

ORENTLICHER, Diane F., "Bearing Witness: The Art and Science of Human Rights Fact-Finding", En: *Harvard Human Rights Journal*, Vol. 3., 1990; 135 pp.

PETROVICH, Aleksandar, "Una historia jurisprudencial angloamericana: Derecho al Consentimiento Informado", En: *Revista del Foro*, Colegio de Abogados de Lima, N° 4, 1997; pp. 29-35.

REYSOO, Fenneke y otros, *The Incentive Trap: A Study on Coercion, Reproductive Rights and Women's Autonomy in Bangladesh*, Leiden University, 1995; 67 pp.

XI. NOTAS FINALES

1   El D.S. 019-81/SA declaró la gratuidad de estas prestaciones a partir de enero de 1982. Esta norma no fue derogada.

2   Convención sobre la Eliminación de todas las Formas de Discriminación contra la Mujer (Convención de la Mujer), artículo 12, numerales 1 y 2.

3   El Estado peruano se ha propuesto reducir la mortalidad materna nacional a 100/100,000 nacidos vivos para el año 2,000. Ministerio de Salud, *Lineamientos de Políticas de Salud 1995-2000. Un Sector Salud con Equidad, Eficiencia y Calidad*, [en adelante: *Lineamientos de Políticas de Salud*]; p. 46.

4   Este tema ha sido materia de observación por parte del Comité de Derechos Humanos (PDCP), en 1996. Igualmente, el informe presentado por el Estado peruano ante el Comité de la CEDAW, en 1995, mereció la recomendación de considerar la revisión de la legislación que contiene medidas punitivas a las mujeres que abortan. El Estado peruano no ha dado pasos favorables en este sentido.

5   Ley General de Salud, Ley N° 26842, publicada el 20 de julio de 1997, artículo 43.

6   La norma de la Ley de Población que indica la provisión de servicios posaborto no ha sido desarrollada. Las Guías Nacionales de Salud Reproductiva de 1997, aprobadas por R.M. 495-97-SA/DM, no tratan el tema de la anticoncepción de emergencia o poscoital, que fuera consignado y regulado en el *Manual de Salud Reproductiva de 1992* (p. 119).

7   Las entrevistas colectivas y talleres han sido metodologías eficientes en la identificación de diversas modalidades de violencia de género, y han sido usadas por las organizaciones de mujeres en el Perú para analizar especialmente casos de violencia familiar y acoso sexual en el empleo. La sistematización de estas experiencias ha dado lugar tanto a la producción de conocimientos como a propuestas para prevenir y erradicar la violencia de género.

8   *Pobreza e Inequidad de Género: Salud y Derechos Sexuales y Reproductivos en América Latina y el Caribe,* documento presentado por el FNUAP ante la VII Conferencia Regional sobre la

Integración de la Mujer en el Desarrollo Económico y Social de América Latina y el Caribe, Santiago de Chile, 19-21 de noviembre de 1997, párrafo 28, p.11.

9   Compromisos asumidos en la Cumbre Mundial de Desarrollo Social (CMDS), Copenhague, 1995, y en la IV Conferencia Mundial sobre la Mujer (CCMM), Beijing, 1995.

10   Convención sobre la Eliminación de todas las Formas de Discriminación contra la Mujer (Convención de la Mujer), artículo 12, numerales 1 y 2; Pacto de Derechos Económicos, Sociales y Culturales (PDESC), art.11.

11   El artículo 9 de la Convención Interamericana para Prevenir, Sancionar y Erradicar la Violencia contra la Mujer (Convención de Belem do Pará) indica que para la adopción de medidas a que se refiere este capítulo [Sobre los deberes de los estados], los Estados Parte tendrán especialmente en cuenta la situación de vulnerabilidad a la violencia que pueda sufrir la mujer en razón, entre otras, de su raza o de su condición étnica, de migrante, refugiada o desplazada. En igual sentido, se considerará a la mujer que es objeto de violencia cuando está embarazada, es discapacitada, menor de edad, anciana, o está en situación socioeconómica desfavorable, afectada por conflictos armados o de privación de su libertad.

12   Diarios *El Comercio* y *La República*.

13   Salvo en el caso de aborto terapéutico.

14   Declaración de la CCMM, párrafo 31; Plataforma para la Acción, párrafos 95, 96, 232 f); CIPD 4.4 c) y 7.3.

15   Plataforma para la Acción de la CCMM, párrafos 106 g); y CIPD, 7.12, 7.17 y 15.18.

16   Declaración de la CMDH, párrafo 18; Programa de Acción, párrafos 48 y 49; CIPD, principios 11, 4.4 e), 4.9, 4.23, 6.9, 6.10, 7.39, 10.16 c), 10.18; Plataforma para la Acción de la CCMM, párrafos 107 q), 113 a), 115, 130 e), 230 m), n), 283 b), d).

17   Plataforma para la Acción de la CCMM, párrafo 124 i).

18   Plataforma para la Acción de la CCMM, párrafos 5, 43, 288 y 291; Declaración de la CCMM, párrafo 36; CIPD, 13.8 a), 16.10.

19   Plataforma para la Acción de la CCMM, párrafos106 e), i), y), 110 a); CIPD, 13.14 a), 13.15.

20   Véase el estado de la discusión en: HUNT Paul, *Reclaiming Social Rights: International and Comparative Perspectives*, 1996, pp.130-133.

21   GOSTIN L. y LAZZARINI Z. *Human Rights and Public Health in the AIDS Pandemic*, 212 pp. Oxford University Press, New York, 1997, p. 29.

22   CIPD, párrafos 7.5, 7.23; Plataforma de la CCMM, párrafos 92 y 106 e).

23   Programa de Acción de la CIPD, párrafo 7.23; Plataforma para la Acción de la CCMM, párrafos 95, 103, 106 c) y g).

24   RAHMAN A. and PINE R. *An International Human Rights to Reproductive Health Care: Toward Definition and Accountability,* Health and Human Rights, 1995, p. 406.

25   United Nations, Report of the Committee on the Elimination of Discrimination Against Women (14th Session) A/50/38, 31 May 1995.

26   United Nations, Concluding Observations of the Human Rights Committee, 11/18/96, CCPR/C/79/Add.72, párrafo15.

27   Documento de Conclusiones del Comité sobre la Eliminación de todas las Formas de Discriminación contra la Mujer (CEDAW), sobre el Reporte del Perú (CEDAW/C/1995/WP.10/Add.1, del 3 de febrero de 1995, décimo cuarta sesión, del 16 de enero al 3 de febrero de 1995), párrafo 15. Original en inglés.

28   COOK, REBECCA. *Considerations for Formulating Reproductive Health Laws* (Draft), junio de 1997.

29   Ver en especial el Caso Velásquez Rodríguez, Sentencia de 29 de julio de 1988, Corte Interamericana de Derecho Humanos (Serie C: Decisiones y sentencias No. 4)

30   Convención de Belem do Pará, artículo 2, literal c).

31   Ibíd., artículo 3.

32   Ibíd., artículo 7.

33   INEI, *Encuesta Nacional Demográfica y de Salud Familiar (ENDES) 1996*, p. XXXIII.

34   Ibíd.

35   INEI, *Encuesta Nacional Demográfica y de Salud Familiar (ENDES) 1992*, p. 9.

36   *ENDES 1996,* ibíd.

37   Documento *Proyecto de Presupuesto del Sector Salud 1988.* Ministerio de Salud-MINSA, setiembre de 1997, p. 3.

38   Ibíd.

39   Ibíd.

40   Ibíd, p. 44.

41   *Programa de Salud Reproductiva y Planificación Familiar (PSRPF)*, p. 13.

42   *ENDES 1996*, p. 15.

43   *PSRPF*, p. 14.

44   Ibíd.

45   Ibíd.

46   Ibíd.

47   Ibíd.

48   Decreto Legislativo N° 346, promulgado en 1985. El artículo VI del Título Preliminar excluía la esterilización quirúrgica como método de planificación familiar. Este artículo fue modificado por la Ley 26530, en 1995.

49   Ley Nacional de Población, Decreto Legislativo 346, julio de 1985, Título Preliminar, artículo III.

50   Ibíd.

51   Ibíd., artículo IV.

52   Ibíd., artículo 24.

53   Presidente Alberto Fujimori, primer mandato, 1990-1995

54   La *Encuesta Demográfica y de Salud Familiar 1996*, publicada en Lima (julio de 1997), arrojó una tasa de crecimiento de 1,8% (p. 15).

55   La tasa global de fecundidad (TGF) registrada por la *Encuesta Demográfica y de Salud Familiar (ENDES 1996)*, publicada en junio de 1997, fue de 3.5 hijos por mujer (p. 44).

56   Resolución Ministerial 0738-92-SA/DM.

57   *Manual de Salud Reproductiva: Métodos y Procedimientos (MSR)*, p. 119.

58   Resolución Ministerial N° 572-95-SA/DM.

59   *PSRPF 1996-2000*, p. 27.

60   Código Penal, Decreto Legislativo N° 638, de fecha 25 de abril de 1991, artículo 119.

61   El aborto constituye la segunda causa de mortalidad materna en el Perú (22%), de acuerdo a lo señalado por el *PSRPF*, p.17.

62   *PSRPF*, p. 46.

63   Ley General de Salud, artículo 43.

64   Ibíd., artículos 25, inciso g, y 30.

65   Artículo 22.

66   Ver hallazgos sobre cobro de tarifas en diversos establecimientos de salud, en el Capítulo VII.

67   *Lineamientos de Políticas de Salud*, pp. 18 y 19.

68   Ibíd., p. 19.

69   La Defensoría del Pueblo, en setiembre de 1997, obtuvo del entonces Director del Programa de Salud Reproductiva y Planificación Familiar el Oficio N° 1267-97-DGSP-DSP-PF, indicando que había dispuesto que "el Programa asumiría la totalidad de los costos de las complicaciones que se pudieran presentar después de toda intervención de ligadura de trompas, incluidos: costos de traslado, medicamentos y, de ser necesario, una nueva intervención quirúrgica".

70   *Lineamientos de política de salud 1995-2000. Un sector salud con equidad, eficiencia y calidad.*, p. 46.

71   Ibíd.

72   *PSRPF*, p. 26.

73   MANARELLI María Emma, *Diagnóstico de la Salud Reproductiva de la Mujer en el Perú*, Lima, Centro de la Mujer Peruana "Flora Tristán", 1997, p.68 (mimeo).

74   Datos del Censo de Infraestructura Sanitaria del Sector Salud 1992. En: *Lineamientos de política de salud*, p. 22.

75   Reglamento General de Hospitales del Sector Salud, D.S. N∞ 005-90-SA, del 25 de mayo de 1990, parte introductoria del Decreto.

76   *Lineamientos de Política de Salud,*, p. 24.

77   MANARELLI, *op. cit*, p. 68.

78   Las provincias más alejadas y rurales son las más perjudicadas: en 1992 había un médico por cada 12,000 habitantes en las provincias más distantes, uno por cada 8,000 en provincias de estratos medios, y en Lima, el promedio era de uno por cada 800 habitantes, según se indica en los *Lineamientos de Políticas de Salud 1995-2000*. MINSA, 1995, p. 21.

79   *Lineamientos de Política de Salud*, p. 20.

80   Ministerio de Salud, Oficina de Estadística e Informática. Censo de Infraestructura Sanitaria y Recursos Humanos 1992. Lima, 1993. Ver *PSRPF 1996-2000*, p.19. Tomado de: *Mujeres del Mundo. Leyes y Políticas que afectan sus Vidas Reproductivas. América Latina y el Caribe,* CRLP- DEMUS, 1997, p. 175.

81   Ibíd.

82   *PSRPF,* p. 19.

83   Ibíd.

84   Ley General de Salud, Título II, Capítulo I.

85   Ibíd.

86   El asedio sexual en el espacio laboral solo fue incluido como falta del empleador con sanciones administrativas, pero no como delito. En la práctica, tal norma no ha conllevado una protección efectiva. Ver Ley de Fomento del Empleo, artículo 63.

87   Constitución Política, artículo 2, numeral 1.

88   Ibíd., numeral 24 y literal a.

89   Ibíd., literal h.

90   Código Penal, artículo 441.

91   "El que maltrata de obra a otro, sin causarle lesión, será reprimido con prestación de servicio comunitario de diez a veinte jornadas". Ibíd., artículo 442.

92   Ibíd., artículo 121.

93   Lo son también las mutilaciones de un miembro u órgano principal del cuerpo, o las que lo hacen impropio para su función, causan a una persona incapacidad para el trabajo, invalidez o anomalía psíquica permanente o la desfiguran de manera grave o permanente.

94   Ibíd., artículo 122.

95   Código Penal, artículo 376: "El funcionario público que, abusando de sus atribuciones, comete u ordena, en perjuicio de alguien un acto arbitrario cualquiera, será reprimido con pena privativa de libertad no mayor de dos años".

96   El Capítulo IV del Código Penal solo incluye los delitos de "exposición a peligro o abandono de personas en peligro" (artículos 125 y 128).

97   En los procesos penales y civiles, la convicción por parte del agente de salud de que un acto o procedimiento es conveniente o benéfico para el paciente es altamente tenida en cuenta, más aún si las opiniones de peritos y expertos se encuentran divididas; se trata de prácticas habituales y no hay daños efectivos mensurables. Esta línea argumental

también la hemos podido captar en algunos agentes de salud entrevistados en el curso de la investigación, quienes consideraban, por ejemplo, que el nerviosismo de las parturientas debía ser manejado con rigor.

98   Código Penal, artículo 124.

99   Ibíd.

100 Ibíd., artículo 111.

101 Código Penal, artículo 37. La inhabilitación se impondrá como pena accesoria cuando el hecho punible cometido por el condenado constituye abuso de autoridad, de cargo, de profesión, oficio, poder o violación de un deber inherente a la función pública, comercio, industria, patria potestad, tutela, curatela, o actividad regulada por ley. Artículo 39. La inhabilitación, en este caso, se extiende por igual tiempo que la pena principal. Cuando la inhabilitación se impone como pena principal ésta se extiende de seis meses a cinco años. Artículo 38.

102 Ley General de Salud, artículo 134.

103 Ibíd., artículo 135. El reglamento de la Ley deberá establecer la calificación de las infracciones, la escala de las sanciones y los procedimientos. Artículo 137.

104 Es exclusivamente responsable del resarcimiento de los daños y perjuicios, el establecimiento que no hubiera dispuesto o brindado los medios que hubieren evitado que éstos se produjeran. Ibíd., artículo 48.

105 Código Penal, Libro II, Título IV, Capítulo Noveno, modificado por las leyes 26293 (14/2/94) y 26357 (28/9/94)

106 Ibíd., artículo 170.

107 Código Penal, artículo 172.

108 Ibíd., artículo 171.

109 Ibíd., artículo 174.

110 Ibíd., artículo 173, texto modificado según el artículo 1 de la Ley N∞ 26293.

111 Ibíd.

112 Ibíd.

113 Ibíd., párrafo A.

114 Código Penal, artículo 178, y Decreto Ley 26147 sobre procedimiento sumario.

115 Ley 26770, del 7 de abril de 1997, artículo 2, modifica el artículo 178 del Código Penal y es complementario del artículo 175 del mismo.

116 Ibíd., artículo 175, texto modificado según el artículo 1 de la Ley N∞ 26357, del 23 de setiembre de 1994.

117 Ley Nacional de Población, artículo IV del Titulo Preliminar.

118 Ibíd., artículo 6.

119 Ibíd., Título Preliminar, artículo VI.

120 En la práctica, el subsector público de salud realizó un número considerable de ligaduras y, en mucha menor proporción, de vasectomías. Ver entrevistas realizadas a

agentes de salud en el curso de esta investigación.

121 Resolución Ministerial 0738-92-SA/DM.

122 La Ley 26530 modificó el artículo VI del Título Preliminar del Decreto Legislativo 346 (Ley de Política Nacional de Población).

123 Ley General de Salud, artículo 6.

124 Ley Nacional de Población, artículo 28.

125 Código Penal, artículo 151: "El que, mediante amenaza o violencia, obliga a otro a hacer lo que la ley no manda o le impide hacer lo que ella no prohíbe, será reprimido con pena privativa de libertad no mayor de dos años".

126 Ley General de Salud, artículos 4, 6, 15, 26, 27 y 40 de la Ley 26842.

127 Ibíd.

128 Ibíd.

129 Ibíd., artículo 4.

130 Ibíd.

131 Ibíd., artículo 6.

132 "(…), en virtud de ese derecho, el médico obtiene el permiso de un enfermo o paciente, previa entrega de información completa y elección racional de éste, para que realice o no un tratamiento o un test específico o un procedimiento en su cuerpo". Alexander Petrovich, "Derecho al Consentimiento Informado. Una historia jurisprudencial angloamericana". En: *Revista del Foro*, Colegio de Abogados de Lima, Año LXXXV N° 4, 1997.

133   Ley General de Salud, artículo 15.

134 Ibíd.

135 Ibíd.

136 DUDH, artículo 3.

137 Ibíd., artículo 5.

138 PIDCP, artículo 7.

139 POCAR Fausto, *The International Covenant on Civil and Political Rights. Manual on Human Rights Reporting*. New York, UN Center for Human Rights and UN Institute for Training and Research (UNITAR), United Nations, 1991, p. 92.

140 Ibíd., p. 93.

141 CTT, artículo 1, numeral 1.

142 Ibíd.

143 Esta Declaración fue proclamada por la Asamblea General de las Naciones Unidas en el cuadragésimo séptimo período de sesiones, el 1 de diciembre de 1993.

144 Ibíd., artículos 1-4.

145 Comité para la Eliminación de la Discriminación contra las Mujeres (CEDAW), Recomendación General No. 19, 29 de enero de 1992, CEDAW/C/1992/L.1/Add.15). Original en Inglés, para. 6.

146 Ibíd., Recomendaciones Específicas, párrafo 24 m).

147 Perú firmó la Convención el 12 de julio de 1994 y la ratificó el 10 de abril de 1996.

148 Convención de Belem do Pará, artículo 2, literales a y b.

149 Ibíd., artículo 2, literal c.

150 Ibíd., literales a, b y c.

151 Ibíd., artículo 3.

152 Ibíd., artículo 4, literal a, b, c, d, g.

153 Ibíd.

154 Ibíd., artículo 7, literal a.

155 Ibíd., literal b.

156 Ibíd., literal c.

157 Ibíd., literal f.

158 Ibíd., literal g.

159 Pacto de San José, artículo 5, numeral 1.

160 Ibíd., numeral 2.

161 Artículo 7, numeral 1.

162 Ibíd., numeral 2.

163 Artículo 11, numeral 2.

164 Ibíd., numeral 3.

165 Declaración de la CMDH, párrafo 18.

166 Plataforma para la Acción de la CCMM, párrafos 113, 114, 115, 118; y CIPD, párrafos 4.9 y 4.10.

167 El número entre corchetes [ ] da cuenta de la cantidad de personas que han relatado una experiencia similar a la que se destaca en el texto transcrito. Aun cuando la mayoría de las mujeres nos confiaron sus nombres y apellidos, por respeto a la confidencialidad de todas nuestras entrevistadas, hemos omitido los apellidos. En algunos casos hemos utilizado nombre ficticios, estos se indican con un asterisco.

168 Estas certificaciones por los servicios de salud, a solicitud de los padres, subsisten sin haber merecido de parte de las autoridades del sector disposiciones dirigidas a promover y proteger los derechos humanos de las adolescentes, las cuales suelen ser maltratadas severamente por sus progenitores, tutores y familiares, así como expulsadas de sus casas, en caso de descubrirlas no vírgenes o embarazadas. En Huancabamba, encontramos que estas certificaciones han sido incluso solicitadas por las autoridades de los establecimientos educativos, a fin de establecer la permanencia o exclusión de las adolescentes de los centros de estudio.

169 La Unidad de Investigación de *El Comercio* sacó a luz, en febrero de 1998, un comunicado dirigido a todo el personal de salud de la Subregión de Salud de Huancavelica, indicando el número de usuarias a ser captadas. Además de señalar

expresamente el carácter obligatorio de dichas cuotas, se menciona el otorgamiento de un certificado con determinado número de créditos, según la captación de pacientes efectivo(a)s, dándole un valor curricular al certificado. En nuestras entrevistas a personal de salud en diversas localidades del país, se nos informó acerca de incentivos en dinero y presiones, con cargo a remoción o promoción.

170 La investigadora estuvo durante la realización de un Festival de Ligaduras de Trompas, en noviembre de 1996, oportunidad en que se entrevistó con el entonces Director de la ZONADIS Huancabamba y del Hospital Rural de Huancabamba, Dr. José S. García Vera. En la vitrina de su oficina aparecía un documento que indicaba 395 AQV programadas y 169 ejecutadas hasta setiembre de 1996.

171 Las campesinas se refirieron a la distribución de alimentos llevada adelante por un programa de asistencia nutricional para familias en situación de alto riesgo, PANFAR. Los testimonios fueron tomados en noviembre de 1996.

172 Esta práctica de sedar y/o emplear anestesia general sobre pacientes que expresan resistencia, la hemos encontrado también en áreas rurales, como la zona de Anta y en áreas urbanas de Iquitos, en el marco de la investigación especializada sobre anticoncepción quirúrgica.

173 Constitución de la Organización Mundial de la salud, en: *Documentos Básicos*, OMS, Ginebra, 1978.

174 Programa de Acción de la CIPD, párrafo 7.2; y Plataforma de Acción de la CCMM, párrafos 94, 97.

175 Ibíd.

176 Constitución Política, artículos 7 y 9.

177 Ibíd., artículo 65.

178 Ley Nacional de Población, artículo 34.

179 Ibíd., artículo 29: establece el compromiso del Estado de "brindar tratamiento médico y apoyo psicosocial a quienes lo haya sufrido"

180 Ley General de Salud, artículo 3.

181 Código Penal, Capítulo IV, artículos 124 y 125.

182 Ibíd., artículo 2.

183 Ibíd., artículo 5.

184 Decreto Supremo N° 019-81-SA, del 6 de agosto de 1981, párrafo considerativo.

185 Ibíd., artículo 1, párrafos a y b.

186 Ibíd., párrafo d. La gratuidad de estos servicios fue ratificada en 1985, por la Ley Nacional de Población, artículo 34.

187 Ibíd.

188 R.M. 572-95-SA/DM (1995).

189 DUDH, artículo 25 (1).

190 PIDCP, artículo 12, párrafo 1.

191 Ibíd., párrafo 2.

192 Ibíd., numerales a)-d)

193 Convención de la Mujer, artículo 14. 2 b)

194 Declaración Americana de los Derechos y Deberes del Hombre, artículo VII.

195 Protocolo de San Salvador, artículo 10.

196 Ibíd., párrafos a., b., c., d., e y f.

197 Este establecimiento de salud era el único que exhibía una lista de tarifas de servicios entre todos los que fueron visitados durante esta investigación.

198 Artículos aparecidos en los Diarios Expreso (28 de junio de 1997) y Diario La República (29 de mayo de 1997).

199 Constitución Política, artículo 2, numeral 2.

200 Ley General de Salud, Título Preliminar, artículo VI.

201 Ibíd., artículo 3.

202 DUDH, artículos 1 y 2.

203 PDESC y PDCP; artículos 2 y 3, respectivamente.

204 DUDH, artículo 10; Convención de la Mujer, artículo 2, c).

205 Además de la Convención de la Mujer, es relevante en esta materia el Convenio N° 111 de la Organización Internacional del Trabajo (OIT).

206 Convención de la Mujer, artículo 14, literal b.

207 GOSTIN L. y LAZZARINI Z, Ver *supra* nota No. 21, p.19

208 Convención de Belem do Pará, artículo 9.

209 Véase el resumen de las experiencias recogidas en los capítulos VI y VII.

210 Diversas organizaciones de profesionales, entre diciembre de 1997 y marzo de 1998, han afirmado públicamente la existencia de condiciones inadecuadas en la práctica de las esterilizaciones quirúrgicas. Esta situación está siendo evaluada por el propio Sector Salud y es uno de los temas sobre los que se está estudiando la adopción de medidas correctivas.

211 *PSRPF*, pp. 28-30.

212 Ibíd.